M.M.Begani
Dheeraj V. Mulchandani
Shagufta Choudhary

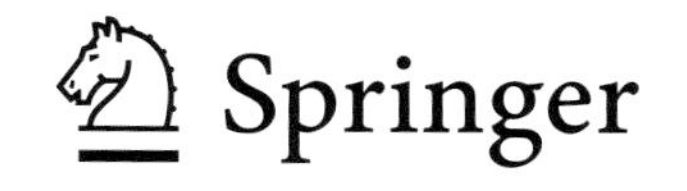

日间手术麻醉手册

Anesthesia in Day Care Surgery

M.M. 贝加尼
主 编 〔印〕 德尔加 · V. 穆昌达尼
沙古塔 · 乔杜里
主 译 王古岩 赵 磊 奚春花

天津出版传媒集团
天津科技翻译出版有限公司

著作权合同登记号:图字:02-2022-010

图书在版编目(CIP)数据

日间手术麻醉手册 / (印) M.M. 贝加尼
(M.M. Begani), (印) 德尔加·V. 穆昌达尼
(Dheeraj V.Mulchandani), (印) 沙古塔·乔杜里
(Shagufta Choudhary) 主编;王古岩,赵磊,奚春花主
译. -- 天津 : 天津科技翻译出版有限公司, 2024. 9.
ISBN 978-7-5433-4526-3

Ⅰ. R614

中国国家版本馆 CIP 数据核字第 20240AW538 号

授权单位:Springer Nature Singapore Pte Ltd.
出　　版:天津科技翻译出版有限公司
出 版 人:方　艳
地　　址:天津市南开区白堤路 244 号
邮政编码:300192
电　　话:(022)87894896
传　　真:(022)87893237
网　　址:www.tsttpc.com
印　　刷:天津新华印务有限公司
发　　行:全国新华书店
版本记录:889mm×1194mm　32 开本　5 印张　130 千字
　　　　　2024 年 9 月第 1 版　2024 年 9 月第 1 次印刷
定　　价: 58.00 元

(如发现印装问题,可与出版社调换)

译校者名单

主　译　王古岩　奚春花　赵　磊
副主译　谭　刚
译者名单(按姓氏汉语拼音排名)
曹　霞　首都医科大学附属复兴医院
陈　莹　北京医院
陈沛杉　首都医科大学附属北京友谊医院
池叶楠　中国中医科学院广安门医院
董佳欣　空军特色医学中心
高　玲　北京大学口腔医院
郭　静　首都医科大学石景山医院教学院区
胡文军　中国人民解放军第305医院
吉顺攀　空军特色医学中心
姜　伟　解放军总医院第三医学中心
刘若璇　北京医院
吕云飞　解放军总医院第五医学中心
马　涛　火箭军特色医学中心
钱旭雯　北京中医药大学东方医院
谭　骁　北京协和医院
陶　岩　北京积水潭医院
陶一帆　北京和睦家医院
王惠军　首都医科大学附属北京同仁医院
吴　桐　空军特色医学中心

徐龙明　北京大学第一医院
叶　博　空军特色医学中心
张　秦　北京大学人民医院
张晓莹　解放军总医院第一医学中心
赵　薇　中日友好医院

审校者名单(按姓氏汉语拼音排名)
陈　晖　解放军总医院第三医学中心
丁　旭　首都医科大学附属复兴医院
董锡臣　中国中医科学院广安门医院
耿志宇　北京大学第一医院
李小葵　北京和睦家京北妇儿医院
刘邵华　首都医科大学附属北京友谊医院
孙　立　解放军总医院第一医学中心
谭　刚　北京协和医院
王　庚　北京积水潭医院
王　维　火箭军特色医学中心
王古岩　首都医科大学附属北京同仁医院
奚春花　首都医科大学附属北京同仁医院
杨　宁　北京医院
杨晓明　空军特色医学中心
杨旭东　北京大学口腔医院
于颖群　解放军总医院第五医学中心
张金华　北京中医药大学东方医院
张旭辉　中国人民解放军第305医院
赵　晶　中日友好医院
赵　磊　首都医科大学宣武医院
赵秋华　首都医科大学石景山医院教学院区

主编简介

M.M.贝加尼(M.M.Begani)在过去的 40 年里一直在孟买医院医学科学研究所工作。他在拉贾斯坦邦的萨达尔帕特尔医学院(以前称为比卡内尔医学院)获得了外科硕士学位,随后在英国圣马克医院担任博士后研究员。他在国际知名杂志上发表了许多关于普通外科的研究论文,参加了许多国际科学会议。他获得了多个国际和国家奖项,成功做了数千次手术,是许多国家和国际科学学会的成员。

德尔加·V. 穆昌达尼(Dheeraj V. Mulchandani)目前是孟买阿布舍克日间手术中心的首席顾问和腹腔镜外科医生。在此之前,他曾在孟买的 P.D. Hinduja 国家医院和医学研究中心及 Saifee 医院工作。他在浦那大学获得了外科硕士学位。他在国内和国际知名期刊上发表了许多关于普通外科和减肥外科的研究论文,是多个国家和国际医学学会的成员。

沙古塔·乔杜里(Shagufta Choudhary)是阿布舍克日间手术中心和孟买圣伊丽莎白医院的顾问麻醉医生。她于 2008 年在孟买医院获得了麻醉学博士学位。在过去的 10 年里,她是一名执业麻醉医生,并且在过去的 5 年里致力于日间麻醉领域,努力使前来接受日间手术的患者住院时间最短。她在国内和国际期刊上发表了多篇关于日间麻醉的文章,于 2017 年 5 月作为印度代表团的一员参加了在北京举行的第 12 届国际日间外科学会大会。

编者名单

B. K. Philip

Harvard Medical School, Boston, MA, USA

Day Surgery Unit, Brigham and Women's Hospital, Boston, MA, USA

S. Goel

Saifee Hospital, Mumbai, Maharashtra, India

L. Michos

Drexel University College of Medicine, Philadelphia, PA, USA

A. Sinha

Temple University´s Katz School of Medicine, Philadelphia, PA, USA

S. Jain

Sir H. N. Reliance Hospital, Mumbai, Maharashtra, India

St. Elizabeth Hospital, Mumbai, Maharashtra, India

Z. M. Jain

St. Elizabeth Hospital, Mumbai, Maharashtra, India

A. Sinha

Temple University´s Katz School of Medicine, Philadelphi-a, PA, USA

S. Dhayagude

Department of Anaesthesiology, Bombay Hospital and

Medical Research Centre,
Mumbai, India
A. Deshpande
Department of Anaesthesia, Bombay Hospital Institute of Medical Sciences, Mumbai, India
S. Sharma
Bombay Hospital Institute of Medical Sciences, Mumbai, India
S. Nair
Saifee Hospital, Mumbai, India
S. Choudhary
Department of Anesthesia, Abhishek Day Care Institute and Medical Research Centre,
Mumbai, India
A. Parakh
Department of Anaesthesiology, Global Hospital, Mumbai, India
J. J. Pol
Department of Anaesthesiology, Global Hospital, Mumbai, India
K. Vora
Saifee Hospital, St. Elizabeth Hospital, Mumbai, India
S. Chouhan
Saifee Hospital, Mumbai, Maharashtra, India
Breach Candy Hospital, Mumbai, Maharashtra, India
St. Elizabeth Hospital, Mumbai, Maharashtra, India

A. Jagtap
Dental Surgeon, Dr. Mulchandani Medical Services, Mumbai, India
V. Jagtap
Dental Surgeon, Dr. Mulchandani Medical Services, Mumbai, India
M. M. Begani
Bombay Hospital Institute of Medical Sciences, Mumbai, Maharashtra, India
Abhishek Day Care Health Services Pvt. Ltd., Mumbai, Maharashtra, India
D. V. Mulchandani
Abhishek Day Care Institute and Medical Research Centre, Mumbai, Maharashtra, India
St. Elizabeth Hospital, Mumbai, Maharashtra, India
Saifee Hospital, Mumbai, Maharashtra, India
D. K. Baheti
Bombay Hospital Institute of Medical Sciences, Mumbai, Maharashtra, India

中文版前言

随着外科技术的进步、微创外科手术的兴起、麻醉与疼痛管理的发展和医疗管理能力的提高，日间手术在全世界得到迅速发展，已成为一种安全、高效、经济的手术管理模式。2019 年，日间手术占择期手术比例被纳入国家卫生健康委员会三级公立医院绩效考核体系，标志着我国日间手术发展进入了一个新的阶段。

“快速康复”是日间手术麻醉的核心目标，着眼于麻醉管理总体质量和患者康复，尤其致力于使患者尽可能快地恢复正常的生理功能。欲达到以上要求，需将术前、术中、术后的管理一体化考虑。同时，伴有多种并发症的患者也逐渐接受日间手术麻醉，诸如肥胖、高血压、糖尿病、睡眠呼吸暂停、年龄等都不再是实施日间手术的禁忌。探讨患者的选择和如何优化日间手术流程显得尤为重要。但是，必须执行严格的患者选择标准和外科程序，不能以“快通道和成本控制”的名义来降低手术的安全性。

正是基于我国日间手术的蓬勃发展，我们组织翻译了着重临床实践的《日间手术麻醉手册》这本书。本书由 M. M. Begani 教授及其团队的 Dheeraj V. Mulchandani 博士和 Shagufta Choudhary 博士编写，由 Springer Nature 公司出版。本书介绍了有关日间手术麻醉和手术实践各个方面的信息，涵盖了患者的选择、优化与宣教，老年患者和小儿患者日间手术麻醉管理，以及普通外科、泌尿外科、神经外科、妇科、骨科、眼科、口腔科、耳鼻喉科等学科日间手术及相应麻醉特点。具体内容包括麻醉方式、麻醉药物、气道管理方式、血流动力学监测、麻醉深度监测、镇痛方法、术后恶心呕吐防范等，以及需要根据手术类型和患者状况进行标准化的个体化实施，以实现安全、有效、舒适的日间手术麻醉目标。Begani 教授是一名杰出的日间手术医生，他认为经过专业训练的日间手术医生在专业的日间麻醉医生的指导下提供高质量的手术，是人口基数庞大的发展中国家未来的手术发展方向。

《日间手术麻醉手册》在翻译的过程中得到了北京医学会麻醉学分会日间学组的大力支持,由各位主译及翻译人员共同努力完成。我们殷切希望本书能促进广大临床麻醉医生全面深入地了解日间手术和麻醉管理。囿于译校者水平,错漏之处在所难免,恳请广大读者批评指正。

2024 年 6 月

序言一

成功的日间手术不仅依赖于外科医生，而且依赖于麻醉医生和外科医生在患者治疗上的团队合作。日间手术并非新鲜事物，其可通过使用各种原有的和最新的麻醉方法来实现。现在可用的新型药物使日间手术的普及成为可能，可用于越来越多的手术时间更长、更具侵入性的手术及有更多并发症的患者。

然而，麻醉医生的临床技能对确保患者做好术前准备、术中不过量使用麻醉药物、术后提供良好的镇痛至关重要，这样可使患者醒来时感觉舒适且不良反应最少，如恶心呕吐等。这对麻醉医生提出了更高要求，需要麻醉医生改进既往对住院患者固有的麻醉方式。麻醉医生一旦精通日间手术麻醉，就可以在所有患者身上使用这些技术，所有患者都应注意日间手术所要求的细节。

因此，麻醉在日间手术中起着至关重要的作用，本书是对日间手术麻醉现有资料的及时补充。

Ian Jackson

国际日间手术协会前任主席

英国日间手术协会前任主席

英国

序言二

日间手术是少数双赢的医疗活动之一，这意味着其在管理的安全、质量、效率、可持续性方面对患者和医疗机构都有利。

很多科学研究工作已经证明，在日间手术条件下进行的众多外科手术和住院条件下具有同等的安全性。这里指预期和非预期、即时和迟发的医疗并发症。事实上，在发达国家，日间手术数量占所有非急症手术的75%以上。这种医疗模式不仅为医疗系统节省了大量资金，而且增加了外科病床的周转率，减少了手术患者的等候时间。

普通外科、泌尿外科、妇科、骨科、眼科、口腔科、耳鼻喉科等学科均已开展微创技术，这在很大程度上减少了患者的组织创伤和疼痛，从而更好、更快地调控日间手术安全出院所涉及的所有因素。面对日间手术的这种演变，越来越多的手术种类逐年被包含在内。

日间手术的麻醉方案必须始终以快速恢复到术前状态为目标，同时对患者的血流动力学、呼吸和神经功能的影响最小。所选药物必须能被快速代谢/消除，且易于滴定或安全拮抗。疼痛和术后恶心呕吐是麻醉医生实施临床工作的主要关注点。成功的日间手术的关键是选择合适的手术患者，以及对患者和护理人员的宣教。必须始终关注患者本身，而不是患者要接受的外科手术过程。全面的术前评估不仅包括患者临床方面，而且包括患者正常生活的社会方面，这一点至关重要。应尽早与患者和护理人员讨论术后恢复和康复策略，并获得理解和支持。

例如，一旦确定了手术和麻醉方案，多学科外科手术团队的每一位成员都应该明确患者预期的疼痛程度或术后恶心呕吐（PONV）的发生率。严重的疼痛和术后恶心呕吐是患者延迟出院、非预期入院和出院回家后再入院的最常见原因之一，应努力避免这些情况，因为它们可能引发其他不必要的并发症,如慢性疼痛和血栓。

每个日间手术单元必须有明确的出院标准和多方面的术后质量控制检查。24~48 小时的电话随访是非常有用的手段,因为其可以识别发病的早期迹象。在确定采取何种方式能够提高日间机构效率和患者满意度方面,匿名调查也起到重要作用。

本书不仅为读者带来许多全新的临床观点,而且为读者带来对细节的更深入了解,这些细节在读者想要在临床实践中取得卓越成就时会产生重大影响。这不仅可减少并发症,而且可提高患者和工作人员的满意度。

祝贺 Begani 教授的图书出版!

Vicente Vieira
麻醉医生
葡萄牙日间手术协会董事会成员
国际日间手术协会大会成员
意大利

前　言

我的局部麻醉生涯始于1980年，当时已故的印度著名心脏病专家K.K.Datey博士（Padma Vibhushan Awarde）介绍了一位50岁的男性患者，该患者有巨大的疝，射血分数仅为25%。我的导师、已故的P.K.Jhaver博士带他过来，并告诉我们必须在局部麻醉下给这位患者做手术。幸运的是，我们尝试手术并取得了成功，患者顺利康复。这家人对我们很感激。我告诉Jhaver医生，如果我们可以在局部麻醉下做如此巨大的疝手术，那么为什么不在其他常规手术中尝试局部麻醉。如今，在我的日间手术中心中80%以上的手术都是在局部麻醉下进行的。在开始我的外科医生职业生涯之前，我在麻醉培训领域做了两年的轮转工作，这对我的工作很有帮助。

我觉得本书对所有外科领域医生和麻醉医生都会有所帮助，因为其涵盖了涉及身体所有区域的大多数手术方式。在很多经济不发达的国家的小城镇和村庄严重缺乏麻醉医生。如果采取适当的预防措施，则可以在局部麻醉下尝试在这些地区进行手术。这本书可以在这些地方的医疗保健方案中发挥重要作用。日间手术获得的社会效益使其非常适用于经济不发达地区。

这本关于日间手术麻醉的手册，特别是其涵盖了日间手术中几乎所有可能涉及的专业，可以帮助医生了解最新的趋势和技术，使日间手术在各种情景下成为可能。

本书中囊括了要点指南，并分享了各领域专家的建议和经验，可以帮助外科医生掌握日间手术中的局部麻醉技术，并在日间手术背景下完成各种病例。

我想强调的是，这是一本手册，而不是关于日间手术的教科书。书中内容是各领域作者多年经验汇编成的便于理解和使用的指南，可供日间手术相关从业者使用。建议在选择日间手术病例及其预测结果时格外谨慎。感谢读者所提的宝贵建议和批评。

M. M. Begani
孟买医院医学科学研究所日间手术和腹腔镜外科医生,副教授
阿布舍克日间手术中心医疗总监

首先，我想把这本书献给我的导师，已故的 P.K.Jhawar 博士，他总是鼓励我成为一名学者，并培养我成为一名独立的外科医生。

感谢我的父母 Smt Manik Devi 和 Shri Manikchand Begani 及我的哥哥 Jaichandlal，他们一直希望我成为一名好医生，成为一名成功且善良的外科医生。

感谢我的妻子 Naina 及我的孩子 Sonali 和 Abhishek。我从职业生涯早期开始就一直与他们聚少离多，但无论如何他们始终默默支持我，让我有了今天的成就。

感谢我所有的学生和实习医生，他们总能激励我更新知识，始终保持精力充沛。

感谢 Dheeraj 博士和 Shagufta 博士的长期努力工作，他们用出色的编写能力完成了这本书。他们投入了大量的时间，高质量按时完成了本书的编写工作。

最后，感谢我所有的患者，他们勇敢地与疾病做斗争，每天教给我很多新的东西，让我能够有今天的成就。

M. M. Begani

贺　词

祝贺 Begani 博士、Dheeraj 博士和 Shagufta 博士，编写了这么实用的《日间手术麻醉手册》。这本书介绍了有关日间手术麻醉和手术实践各个方面的最新信息。我对你们所取得的成就表示衷心的祝贺。

Beverly K. Philip, MD
国际日间手术协会主席
美国

《日间手术麻醉手册》是一本非常实用的书，由三位外科医生编写，根据他们的经验，确认了为日间手术患者制订个体化方法的重要性。使用不同的麻醉方法以促进日间手术患者的康复，这是日间手术的基本概念。在 James H. Nicoll 的精神中团队合作才是未来。

Dr. Luc Van Outryve
普通外科，日间手术外科
国际日间手术协会，司库
比利时

总的来说，这是一本非常好的书。编写精心且内容丰富。这将对所有参与日间手术的人员有所帮助。

Dr. Girish Joshi
UT 西南医学中心
美国

目　录

第 1 章　快速康复治疗 …… 1
第 2 章　日间手术的麻醉技术创新 …… 6
第 3 章　日间手术的医疗健康 …… 13
第 4 章　患者的选择与优化 …… 18
第 5 章　儿童日间手术 …… 24
第 6 章　老年患者日间手术管理 …… 34
第 7 章　泌尿外科日间手术麻醉 …… 39
第 8 章　骨科日间手术麻醉 …… 43
第 9 章　妇科日间手术麻醉 …… 49
第 10 章　神经外科日间手术麻醉 …… 53
第 11 章　整形外科日间手术麻醉 …… 61
第 12 章　耳鼻喉科日间手术麻醉 …… 67
第 13 章　眼科日间手术麻醉 …… 78
第 14 章　口腔科日间手术麻醉 …… 89
第 15 章　普外科常见的神经阻滞 …… 99
第 16 章　术后恢复和出院 …… 105
第 17 章　日间手术的疼痛管理 …… 110
第 18 章　日间/门诊手术的医学法规问题 …… 115
第 19 章　日间/门诊手术的潜力 …… 125
第 20 章　先驱日间手术中心的数据 …… 133
索引 …… 135

第 1 章
快速康复治疗

Beverly K. Philip

门诊麻醉的目标是最大限度地提高患者康复的质量，通过平稳的麻醉起效、良好的术中情况和快速恢复、最少的伴随不适症状，最终使患者恢复正常身体功能。“快速康复”是一个提升总体麻醉管理质量和康复的过程，需要着力于尽快使患者恢复正常身体功能。欲达到以上要求，需要将术前、术中、术后的管理一体化考虑。

1.1 术前问题

患者的配合是贯穿日间手术（也称“门诊手术”）从术前准备到居家康复的所有阶段的核心。此外，患者对将要实施的医疗行为的期望必须是适当的，如此才能满足患者的预期。这就需要良好的术前和术后宣教。宣教内容需要满足宣教需求和知情需求，包含患者希望了解的内容。日间手术的核心是患者，患者应参与所有非纯粹医学问题的决策。

1.2 麻醉维持药物的选择

如何选择术中麻醉药来帮助实现快速康复这一目标？与异氟烷相比，地氟烷或七氟烷用于麻醉维持的早期和中期恢复速度更快，并且不良反应更少，但在出院时间上并没有显著的差异，这可能反映了需要改变恢复期医疗方案,以体现不同药物之间的差异。日间手术麻醉期间, 这两种较新的吸入麻醉药地氟烷和七氟烷维持麻醉与丙泊酚维持麻醉相比,丙泊酚恢复更慢。研究显示,对于持续时间约 1 小时的手术,地氟烷与七氟烷在恢复时间上无明显差异。瑞芬太尼在不延长恢复时间的情况下, 能维持患者良好的血流动力学和自主神经功能,但增加术后痛觉过敏的风险。然而,联合使用阿片类药物和神经肌肉阻滞剂,而不使用吸入麻醉药,有增加术中苏醒的风险。

一般来说,仅仅在麻醉结束前使用所谓"更好的"药物是无效的。在吸入 90 分钟的异氟烷后再吸入 30 分钟的地氟烷所得到的苏醒指数和全程仅吸入异氟烷的苏醒指数相比较,二者之间并无差异。计算机模拟麻醉过程显示,低溶解度的吸入麻醉药迅速被清除,随后的麻醉药清除和临床恢复则取决于残余的异氟烷。一项使用丙泊酚"三明治"技术来降低术后恶心呕吐的研究显示,丙泊酚诱导+异氟烷维持的麻醉方式,在手术最后 30 分钟无论输注丙泊酚还是给予异氟烷维持麻醉,术后恶心呕吐的发生率和镇静水平都是相似的。监护下麻醉管理(麻醉医生实施镇静)可以促进快速康复,但前提是:外科医生给予有效的局部麻醉和区域阻滞; 麻醉医生实施不良反应小的镇静而不是全身麻醉;手术医生和患者理解麻醉的目标是镇静,而不是"不省人事"。肩部手术采用肌间沟阻滞麻醉可提供更低的疼痛 VAS 评分,患者恶心的发生率更低,术后下床和饮水时间更早,出院更快。

1.3 疼痛与恶心:相互交织的挑战

术后疼痛及术后恶心的管理是日间手术患者苏醒恢复的两大主要挑战。为了应对这两大挑战,在麻醉开始时就做好苏醒恢复计划是很重要的。

术后疼痛管理最好采用多模式的方法。快速康复疼痛治疗的基础是术前和术中持续使用局部浸润和区域阻滞。局部麻醉药可以单独使用或者作为常规技术的辅助手段, 最好选择使用长效制剂。另外,在可能的情况下,应给予非甾体抗炎药(NSAID)以增强镇痛效果,譬如术前口服塞来昔布或者静脉滴注酮咯酸,以在手术结束时发挥作用。手术结束前给予小剂量阿片类药物,如芬太尼 25~50μg,能最大限度优化术后镇痛管理的质量。同样重要的是,告知患者术后完全消除疼痛是不现实的。

恶心呕吐仍然是门诊手术后住院的最常见原因。这是一个多因素的问题,因此没有单一的解决办法。应以系统的、成本控制的方法去评估和解决每个可能的诱因。

恶心呕吐受饮食的影响。给予患者适当的术前禁食时间是重要的。美国麻醉医师协会(ASA)建议,不同年龄段的大多数患者在术前 2 小时前都可以无限量饮用清亮液体,4 小时前可以饮用牛奶,6 小时前可以用流质和半流质清淡饮食。胃排空延迟或反流性胃食管病应按照“饱胃”预防处理,并在午夜后完全禁食。在布莱根妇女医院,我们要求术前 4 小时允许患者饮用清亮液体,午夜后禁食固体食物,这使我们能最大化地灵活安排手术时间。

术前饮水通常辅助静脉输液,要考虑患者 24 小时液体需要量。当前 ASA 麻醉后指南建议,患者在出院前不需要喝水。在日间手术机构不要进食固体食物。超过 35%的术后恶心呕吐发生在患者离开医院之后,且这些患者之前大多无任何恶心呕吐相关症状。术后电话随访表明,开车回家经常会导致恶心呕吐。

另一个控制日间手术患者发生恶心呕吐的主要措施是合理使用阿片类药物。文献表明,在麻醉诱导阶段,常规使用 75~100μg 的芬太尼对术后疼痛无效果,此剂量的芬太尼作用时间短暂。与麻醉诱导前后口服布洛芬或静脉注射酮咯酸相比,单纯接受芬太尼的患者术后疼痛更严重,且更容易发生术后恶心,这些患者需更多的止吐药,术后下床时间和离院时间延迟,并且回家后会伴有更严重的疼痛。这些效应与阿片类药物使用剂量相关。已经证实,在 PACU-2 中,患者恶心的严重程度与芬太尼的总剂量成正比,而昂丹司琼和甲氧氯普胺的镇吐效果则与术中芬太尼的剂量成反比。因此,我们建议用于日间手术患者的阿片类药物剂量应限制在实施局部/区域麻醉和非甾体镇痛药后仍然需要的剂量。为了最大限度提升镇痛效果并降低恶心呕吐的发生率，这些阿片类药物应该在手术接近尾声时开始小剂量递增给予，而不是在麻醉诱导前后给予。

应考虑使用阿片类替代药物。研究已证实，局部麻醉药和NSAID能减少阿片类药物的使用剂量，并能减少恶心呕吐的不良反应。β-受体阻滞剂能代替阿片类药物来抑制自主神经反应。这些药物可减少麻醉药物需求(MAC)；在日间手术患者中，艾司洛尔已被证实能降低插管时的心率和血压反应，加速苏醒，降低术后镇痛需求。α2-肾上腺素能受体激动剂(如可乐定和右美托咪定)，可使腹腔镜输卵管结扎患者的术后VAS评分有限(20%)但显著降低，但对术后恶心呕吐的影响并不确切，其优点是镇静的同时，呼吸抑制作用轻微，主要用于长时间的整形手术。低剂量氯胺酮10~20mg可减轻术后疼痛；补充性镇痛技术(如针灸和经皮电刺激神经疗法)也对镇痛有所帮助。一般来说，日间手术应避免使用长效阿片类药物，从而避免其长效不良反应。

抗呕吐治疗的第一步就是对术后恶心呕吐的患者危险因素和手术危险因素进行评估。中高风险的患者应考虑预防性使用止吐药。关于止吐药利弊的讨论可参考2014年SAMBA“术后恶心呕吐管理的共识指南”。基于成本有效性采取逐步升级的方法来预防恶心呕吐。常规止吐药包括麻醉诱导后静脉注射地塞米松4mg，苏醒前给予昂丹司琼4mg；中高风险患者术前可给予透皮东莨菪碱贴片。麻黄碱35~50mg和氟哌啶醇0.6~1.25mg肌内注射对预防术后恶心呕吐也非常有效；静脉注射甲氧氯普胺20mg，也经常被使用。5-羟色胺拮抗剂(如昂丹司琼和多拉司琼)除可用于预防术后恶心呕吐，还可用作治疗药物，其治疗剂量约是预防剂量的1/4。异丙嗪6.25mg具有较强的镇静作用，但如果需要用其他类的止吐药物，也可低剂量用于门诊术后恶心呕吐患者。

1.4　恢复与出院

可通过使用常规指令、表格和格式化清单来减少不必要的工作，加强康复和出院管理。应采用标准化、以结果为导向的恢复标准，于 PACU 的第一阶段（医学出院）和第二阶段（生理出院）评估和记录患者状况。正式的评分系统包括 PACU Ⅰ期的改良 Aldrete 麻醉后恢复评分和 PACU Ⅱ期的改良后麻醉出院评分。日间手术麻醉出院后患者的随访（评估疗效和患者的满意度）是日间手术管理的最终阶段。日间手术麻醉后严重不良预后罕见，但轻微的不良反应是常见的（发生率为 86%），这些不良反应并不是并发症，是可预期的。嗜睡是出院后的最常见症状。咽喉痛在插管患者中是常见的。头痛和眩晕也会发生，恶心呕吐在出院后相对少见。患者 2~3 天后即可恢复日常活动。常见不良反应应在麻醉知情同意书中列出，麻醉前访视时应提前告知患者。

最后一个方面是患者满意度。术后患者满意度最重要的两点为：①工作人员的人文关怀；②术者于术后 PACU 的访视。

医院、独立手术中心（ASC）、诊所提供门诊医疗时，管理质量是非常重要的。日间手术中的具体质量控制指标可以在 ASA 和 SAMBA 临床结果登记平台（SCOR）中找到。在美国，国家医疗保险和医疗补助服务中心（CMS）制定了若干集合支付系统的质量计划。其包括医生质量、医院住院质量、医院门诊质量（包括门诊手术）、ASC 质量项目。CMS 项目的细节可通过链接 https://www.cms.gov/Medicare/Medicare.html→质量改进方案（Quality Initatives）查询。

（吉顺攀　叶博　王惠军译　杨晓明　王古岩审校）

第 2 章
日间手术的麻醉技术创新

Sunita Goel, Lia Michos, Ashish Sinha

2.1 引言

对 21 世纪的医生,特别是对麻醉医生和外科医生来说,日间手术患者的医疗变得越来越重要。随着美国《患者保护和平价医疗法案》的出台,医生们被迫适应一种以价值为基础的医疗模式,这种模式强调高效、优质的医疗。与此同时,医院的日间手术量也在稳步增加。美国医院协会报告,社区医院的日间手术量占总手术量的比例从 1992 年的 54%上升到大约 60%。显然,非常需要能够恰当处理日间手术患者的麻醉医生。

最有效的日间手术方案应仔细考虑术前、术中和术后阶段。White 等详细说明了每个阶段的关键要素。

1. 术前阶段

(1)稳定患者共存疾病。

(2)减少患者的焦虑和不适。

(3)制订预防措施,防止术后并发症。

(4)确保充分补液。

2. 术中阶段

(1)优化麻醉技术以适应手术条件,重点是减少不良影响,以及快速和最有利的恢复。

(2)对于术后疼痛控制,可利用局部麻醉方法,如伤口浸润、周围神经阻滞和局部麻醉药物的全身滴注。

(3)使用镇痛药和止吐药的多模式方法对预防并发症最为有效。

(4)通过限制过量输液和放置鼻胃管等操作减少手术并发症。

3. 术后阶段

(1)通过对符合标准的患者实施快速通道方法,可能缩短恢复时间,改善手术结果。

(2)通过采用经过良好设计的、有效的非阿片类药物多模式镇痛的方法,减少阿片类药物的使用,既不会延迟出院,又不会增加再入院的风险。

(3)作为快速通道标准的一部分,确保患者早期活动并进行利于快速恢复的日常生活活动(ADL)。

以下部分旨在探索优化日间手术患者麻醉管理的最新创新。

2.2 神经肌肉阻滞

随着日间手术量的逐步增长, 预计会有更多需要行气管插管和神经肌肉阻滞的复杂手术在门诊区域完成。目前应用在日间手术的中短效神经肌肉阻滞剂包括琥珀酰胆碱、米库氯铵、顺式阿曲库铵和罗库溴铵。使用这些药物会出现各种并发症,如琥珀酰胆碱相关肌痛和术后残留箭毒化(PORC)——特别是在使用了中等时效的神经肌肉阻滞剂之后。因此,为了实现下列目标,非常需要找到一种合适的神经肌肉阻滞剂用于日间手术。

- 患者安全最大化。
- 尽量减少与神经肌肉阻滞相关的并发症。
- 神经阻滞作用快速逆转(允许尽早拔管)。
- 气管插管和手术期间的神经肌肉阻滞作用最佳。

更他氯铵是一种富马酸盐化合物,是一种超短效、非去极化的神经肌肉阻滞剂。更他氯铵替代琥珀酰胆碱作为一种超快速神经肌肉阻滞剂的应用前景广阔。更他氯铵通过半胱氨酸氧化或 pH 值敏感水解的化学降解进行代谢。

更他氯铵的作用机制是通过半胱氨酸氧化失活从而完全、快速逆转神经肌肉阻滞。此外,更他氯铵起效迅速(60~90 秒),早期研究表明,与米库氯铵和琥珀酰胆碱相比,更他氯铵具有良好的血流动力学特性。

CW002 是另一种富马酸盐化合物,其药效学和药代动力学性质与更他氯铵相似。二者的区别在于,CW002 是中效肌肉松弛剂,具有更高的药效。

2.3 神经肌肉阻滞剂拮抗剂:舒更葡糖

另一种快速恢复神经肌肉阻滞(NMB)的方法是使用神经肌肉阻滞剂拮抗剂。目前,新斯的明和腾喜龙是最常用的拮抗药物。这些药物属于抗胆碱酯酶药物,旨在提高神经肌肉连接处的乙酰胆碱水平,并与肌肉松弛剂竞争。虽然被广泛使用,但它们可能导致多种副交感神经介导的不良反应,如胃肠道运动亢进和心血管效应。因此,人们一直在努力开发性能更好的拮抗药物。

舒更葡糖是 γ-环糊精,是罗库溴铵和维库溴铵的选择性肌肉松弛剂结合剂,可以迅速封闭这些甾体类肌肉松弛剂,防止它们与乙酰胆碱受体结合。多项研究表明,即使在深度肌肉松弛状态,舒更葡糖也可以安全有效地拮抗罗库溴铵和维库溴铵的神经肌肉阻滞作用。此外,使用舒更葡糖拮抗的患者,术后氧合更好,一项病例研究报告了一例 23 岁的Wolff-Parkinson White 综合征(一种房室传导疾病,禁用新斯的明)患者的安全使用。由于日间手术患者需要快速、完全地恢复才能离院,因此,舒更葡糖特别受到日间手术医生的青睐。

2.4 处理术后和出院后恶心呕吐新途径

术后和出院后恶心呕吐(PDNV)是全身麻醉和阿片类药物使用

的主要不良反应,并持续对患者满意度评分产生负面影响。此外,对高成本/效益的优质医疗的持续追求,激励医生寻求术后和出院后恶心呕吐的替代管理。芳香疗法被认为是治疗和减少术后恶心呕吐的一种新的选择。Hunt 等进行了一项研究,给予出现术后恶心呕吐的患者用芳香剂浸泡的纱布。与使用生理盐水或乙醇的患者相比,使用芳香疗法的患者的恶心症状明显减轻,需要的止吐药也更少。随着进一步研究的开展，芳香疗法可能成为一种日间手术安全的麻醉技术创新方法,以减少术后或出院后恶心呕吐,加快日间手术患者出院,提高患者满意度。

与芳香疗法相同，穴位刺激已经被研究作为一种可能的治疗来减少术后恶心呕吐。根据 Susan G. Komen 癌症基金会的定义,穴位刺激包括对穴位进行轻微的电刺激。少数研究探讨了穴位刺激对术后恶心呕吐发病率的影响。在一项前瞻性、研究者盲法、随机对照试验中,对接受阴道子宫切除术的女性进行了 24 小时穴位刺激。与对照组相比，穴位刺激组的女性术后恶心呕吐发生率显著降低，分别为 33%对 63%($P<0.001$)，穴位刺激组对补救治疗的需求也降至 39%，而对照组为 61%($P=0.001$)。Ertas 等对接受妇科腹腔镜检查的女性患者进行了类似的研究。与对照组治疗相比,接受穴位刺激治疗的术后恶心呕吐高风险女性报道术后恶心呕吐评分更低，需要止吐药的剂量更少,患者满意度评分显著提高。虽然穴位刺激被认为是控制术后和出院后恶心呕吐的一种替代治疗方式，但其使用是否为改善日间手术预后的可行方法需要被进一步证实。

2.5　日间手术患者的椎管内麻醉

由于存在短暂神经症状、术后尿潴留、运动阻滞和意外住院的风险,对日间手术患者实施椎管内麻醉需谨慎。在理想情况下,日间手术的椎管内麻醉将最大限度地减少不良反应,具有起效快、持续时间短的特点。短效椎管内麻醉药包括氯普鲁卡因和普鲁卡因。在欧洲氯普鲁卡因和普鲁卡因都被广泛应用于椎管内麻醉，但在美国未被使用。氯普鲁卡因适用于30分钟以内可完成的短小手术,而普鲁卡因适用于时间较长的日间手术。随着越来越多临床试验的进行,这些短效椎管内麻醉药可能为优化日间手术患者管理提供另一种途径。

2.6 日间疼痛治疗专科医生:日间手术麻醉的新焦点

日间疼痛专科医生的出现体现了日间手术患者管理的一个相对较新的理念。这些医生不仅扮演着手术室麻醉医生的传统角色,在以下方面也是优化日间手术患者管理的专家:

- 处理术前慢性疼痛。
- 减少阿片类药物的使用。
- 预防痛觉过敏。
- 使用非阿片类药物,以尽量减少不良反应和风险。

有充分的证据表明疼痛的病因非常复杂。疼痛控制不良不仅会导致患者身体功能恢复明显延迟、影响出院时间、增加医院感染的易感性,也是再次入院的主要决定因素。对于日间疼痛专科医生来说,识别高危患者(慢性疼痛基线高、焦虑程度高、女性、年轻患者)和完善术前疼痛史采集是非常有用的。如疼痛部位、疼痛频率、疼痛持续时间、目前疼痛用药和剂量、药物滥用史、抑郁和焦虑、睡眠和患者预期等问题,都是制订有效治疗计划的关键。因此,广泛而准确地了解术前病史有助于正确处理术前、术中和术后疼痛。

根据美国麻醉医师协会急性疼痛管理工作组的报告,多模式镇痛对于日间手术患者的快速出院至关重要。美国麻醉医师协会详细说明了区域阻滞与联合使用Cox-2抑制剂、非选择性非甾体抗炎药和对乙酰氨基酚是有效的方案。这些指南旨在指导日间疼痛专科医生如何优化管理日间手术患者。

κ 受体激动剂

减少使用阿片类药物的主要原因是阿片类药物的诸多不良反应——主要是欣快感、镇静、呼吸抑制、恶心、较高的平均成本和更长的住院时间。κ 受体位于中枢和周围神经系统，可调节抗伤害性活动。最近的药物开发以外周受体激活为目标，试图减轻中枢介导的不良反应。目前，有两种 κ 受体类药物（CR665 和 CR845）正在接受疗效测试。CR665 被证明对内脏疼痛管理有效；然而，61.1%的患者报道中出现中枢神经系统感觉异常。CR845 对接受腹腔镜检查的女性显示最小的阿片类药物相关不良反应和有效的镇痛活性。进一步的试验仍在进行中。随着药物的进一步开发，κ 受体激动剂可能成为日间手术麻醉医生有效控制术后疼痛的另一种工具。

如上所述，区域神经阻滞为传统的阿片类药物为主的镇痛提供了一种替代方法，并被美国麻醉医师协会推荐为多模式镇痛方案的组成部分。神经阻滞提供良好的术后镇痛并有助于更加快速地出院。日间手术的局部麻醉阻滞包括但不限于椎旁、腰丛、髂腹股沟/髂腹下、腹横肌平面、股神经和隐神经阻滞。

2.7 技术未来走向

随着技术的不断进步，新的设备不断被引入麻醉领域。

计算机辅助个体化镇静（CAPS）：SEDASYS

在过去的 10 年中，一种新的镇静药物输注系统被开发并引入，称为计算机辅助个体化镇静（CAPS）。该系统适用于内镜手术，并利用各种患者监测提供轻度到中度丙泊酚镇静。由于丙泊酚已经被证明可改善恢复指标，即与传统的抗焦虑/镇痛方案相比，丙泊酚镇静能在 24 小时内更快地恢复到基线，这使得丙泊酚镇静在门诊环境中变得可行。SEDASYS 系统是一种用于 ASA Ⅰ级和Ⅱ级患者中度镇静的半自动化丙泊酚输注系统，是首批被批准用于上、下消化道内镜操作的 CAPS 设备之一。尽管如此，SEDASYS 的使用仍然存在相当大的困扰，即出现手术并发症的患者可能需要即刻注射一定剂量的丙泊酚进行镇静。此外，由于麻醉补偿方案和系统运行成本，人们对 SEDASYS 系统是否真的节省了医疗成本也存在疑问。截至2016 年3

月，强生公司已将该系统撤出市场。如果CAPS旨在使日间手术麻醉医生完成更大的、安全的工作量，则需要通过研究来证实，以确保麻醉意外或手术并发症能够得到妥善处理。

Google眼镜

据报道，由于一些手术室的固有设施，麻醉医生无法很好地监测患者的生命体征，特别是在其他房间进行操作、给药或处理病例时。随着手术室新技术的推广，谷歌公司测试了Google眼镜技术，这是一种头戴式设备，可以投射到人的视野中，让麻醉医生监测患者的生命体征。结果是肯定的，因为没有麻醉医生想摘掉眼镜，90%的使用者认为设备佩戴舒适，86%的使用者认为设备易于阅读。随着日间手术量的逐渐增加和麻醉医生管理多个日间病例压力的增加，一种允许麻醉医生安全监测患者情况的技术即将问世。

总结

随着医院日间手术量的持续增加，高效的、经济的、优质的医疗技术变得越来越重要。日间手术环境下的麻醉技术旨在尽量减少患者的不良反应，这些不良反应会导致患者住院时间延长、再次入院次数增加和满意度降低。随着更他氯铵的发展，超短效神经肌肉阻滞剂具有广阔的应用前景。此外，舒更葡糖为日间手术麻醉医生提供了一种快速的、完全的神经肌肉阻滞剂拮抗剂。最后，随着患者满意度评分成为医疗补偿的重点，患者全方位医疗管理方法将继续得到医疗管理部门的关注。多模式镇痛，以及可极大提高患者舒适度和安全性的新型麻醉设备的整合，将改变日间手术麻醉医生的工作方案标准。

（刘若璇译　杨宁　奚春花审校）

第3章
日间手术的医疗健康

Saurabh Jain, Zimpu Mehta Jain

麻醉医生经常被要求对患者进行术前评估。术前评估的目的是在手术前评估并识别高风险患者。更好的术前准备有助于患者的快速康复。重要的是,医生应该了解与拟行手术相关的风险,并将这些风险与患者潜在的急性和慢性医疗问题联系起来。

术前评估的目标是识别相关的危险因素,找出医疗隐患,并提出将围术期风险降至最低的措施。

术前评估包括以下几个方面:

- 详尽的病例资料概述。
- 评估患者当前身体状况。
- 申请附加的检查/外科申请的会诊。
- 对患者的并存疾病进行优化。

可通过以下方式对患者进行评估。

1. 病史

需要获得当前患者的详尽病史,通常包括以下几个方面。

(1)年龄:虽然日间手术对年龄没有限制,但仍值得注意。

(2)运动能力:评估运动能力有助于评估患者的心肺功能。如果患者能攀登四层楼、快走15分钟或能行走2km,表明其心肺功能良好。

(3)用药:应该获得患者当前的全部用药情况。应要求患者于术前2小时内服用常规药物,喝一小口水来服用。

(4)个人史:包括饮酒史(如果超过了允许限度,应特别注意)和吸烟史(量化到一天几包)。另外,违禁药物的使用也同样值得注意。应注意个人或家族的药物过敏史和是否有既往麻醉并发症。

(5)手术史、既往史、慢性病史:该项经常被忽视但却是术前评估很重要的一个方面,如果这些因素没有被妥善处理,手术中容易出现各种意外。

2. 体格检查

(1)ASA状态:ASA分级对日间手术不能算作一个有效的评估方式,评分较低的患者并不意味着比评分高的患者状态差。

(2)生命体征:应检查静息心率和血压。静息状态下的心动过速疑有潜在的感染,需要寻找发热原因或感染的临床标志,这类患者在术前使用适量的抗生素是有益的。如果注意到突眼,应考虑甲状腺功能亢进的可能性。如果经实验室检查证实患者情况,这些患者应在手术前开始服用普萘洛尔,因为这样有助于减少心律失常的风险。应检查基础氧饱和度。

在一般检查中,应注意患者皮肤色泽、黄疸、淋巴结肿大、小腿压痛等。

(3)BMI:肥胖患者手术风险更高,技术难度更大。使用短效麻醉药和早期活动益处很大。病态肥胖不是日间手术的禁忌证。

3. 实验室检测结果评估

基础实验室评估包括以下内容:

(1)全血细胞计数;

(2)葡萄糖-6-磷酸脱氢酶(G6PD)水平;

(3)肾功能和电解质;

(4)随机血糖;

(5)凝血指标;

(6)肝功能检测(长期酗酒者);

(7)怀孕检测(计划怀孕的年轻女性或月经停止>1个月者);

(8)ECG;

(9)胸部 X 线；

(10)肺功能检测(用于哮喘患者)。

3.1　有并发症患者的优化管理

患有稳定慢性疾病的患者，例如糖尿病、哮喘或癫痫，这类患者常需要短时间中断治疗以适应日间手术。

病情不稳定的患者，例如，不稳定型心绞痛或控制不良的糖尿病患者，不太适合进行日间手术，但影响生命安全的急诊手术除外。如果这类患者确实需要进行急诊手术，则需要进行住院手术，以加强围术期的监测。

1. 高血压

如果收缩压持续高于 160mmHg(1mmHg≈0.133kPa)，则应开始或调整服用抗高血压药物。钙通道阻滞剂(如氨氯地平或西尼地平)是初次用药患者的首选药物。在手术前夜，给这类患者小剂量的抗焦虑药物是很好的选择。β-受体阻滞剂和钙通道阻滞剂类的降压药物可在手术当天使用，慎用血管紧张素转换酶抑制剂(ACEI)和血管紧张素受体阻滞剂，因为它们会增加术中低血压的发生率。

2. 糖尿病

因为术前患者处于禁食状态，因此应于手术前停用降糖药物。对于最近发现的血糖水平异常的患者，应使用短效胰岛素进行治疗，如常规胰岛素或胰岛素类似物(胰岛素 Aspart 和 Lispro)。围术期应进行HGT 监测，并给予胰岛素治疗，使血糖水平保持在正常水平。

3. 冠状动脉疾病

术前应继续服用常规心脏药物。大多数日间手术的出血风险较低，日间手术管理趋势是在整个围术期继续使用抗血小板药物。此外，建议只在预计会有严重出血的情况下，才应停止用药。在此期间，不推荐使用血液稀释剂，例如低分子量肝素。

如果患者的射血分数较低，建议让患者保持液体负平衡，这可通过术前服用利尿剂来实现，但低血压的风险仍然存在。

心脏瓣膜疾病患者应预防感染性心内膜炎。

4. 气道高反应性

对于哮喘和慢性阻塞性肺疾病患者，比较恰当的做法是在手术前对患者进行雾化治疗，使用沙丁胺醇/左沙丁胺醇等β-受体激动剂和布地奈德等短效类固醇。如果预计在术中出现支气管痉挛,可以术前注射氨茶碱。

对于活动性咳嗽患者,术前应给予抗生素和镇咳药,以达到无咳嗽的理想状态。此外,建议戒烟。

5. 肾损伤

术前应计算肌酐的基础值和患者的肌酐清除率，并适当调整药物剂量。接受血液透析的患者可继续他们的常规血液透析治疗计划。

这类患者必须避免使用肾毒性药物和非甾体抗炎药。

6. G6PD 缺乏

如果有 G6PD 缺乏的情况,则继续使用相关药物。

7. 癫痫

应按照处方继续使用抗惊厥药物。

8. 肝损伤

应检查肝功能的基础值,并适当调整药物剂量。应采用所有对慢性感染性肝炎的预防措施。患者应规律排便,肝硬化患者应给予乳果糖泻药作为肝性脑病的预防措施。

这类患者必须避免服用肝毒性药物和饮酒。

总结

从医生的角度来看,缩短日间手术患者的住院时间的好处如下。

- 患有严重心脏和呼吸系统疾病的患者，可能不适合进行全身麻醉,但可在局部麻醉下进行手术。
- 当日间手术需要最低限度的麻醉时，就没有必要进行广泛的调查来评估老年人群的健康状况。这样将有助于减轻患者在整个过程中的成本负担。

● 缩短住院时间可防止患者感染多重耐药菌，降低医院感染的总体发生率。

● 对于年轻、全身状况良好的患者，短期住院可减少对其日常生活的干扰，保证其高效的生活和工作。

● 术前服用多种药物的患者可以不改变用药规律。延长住院时间则可能导致改变处方、改变患者用药时间或剂量，使患者很难重新适应新的用药计划。

（吴桐　董佳欣　叶博译　杨晓明　赵磊审校）

第4章
患者的选择与优化

Sunita Goel, Lia Michos, Ashish Sinha

4.1 引言

日间手术,又称“门诊手术”或“非住院手术”,是指患者可在诊所或门诊环境中进行择期操作或手术,于1天内入院、手术、出院,无须安排住院(定义来自国际日间手术协会)。日间手术的比例在世界范围内日益增长,在美国此类手术的比例已高达65%。患者、医院、保险公司均从日间手术中获益,因其既有出色的安全记录,又提高了高性价比的医疗质量。

由于外科技术、监测设备的发展,以及麻醉与疼痛管理的进步,日间手术愈发常见。目前可对有多种并发症的患者进行更复杂的术式。而麻醉和镇痛药物的发展使得以前被认为是门诊手术高风险的患者不再受限于此。因此,诸如肥胖、高血压、糖尿病、睡眠呼吸暂停、年龄等不再是实施门诊手术的禁忌。因此,探讨患者选择的影响和如何优化日间手术显得尤为重要。

4.2　患者选择:麻醉、镇痛和其他

麻醉

门诊手术患者的选择包括麻醉风险、医疗条件和社会因素 3 个方面。美国麻醉医师协会(ASA)提出的生理健康分级为麻醉医生确定手术的危险因素提供了指导，是决定能否选择门诊手术的一个主要指标。ASA 的 5 个分级是对患者整体健康状况的主观评估:

Ⅰ级:体格完全健康。

Ⅱ级:有轻度并存疾病。

Ⅲ级:并存疾病病情严重,未失代偿。

Ⅳ级:并存疾病失代偿,经常面临生命威胁。

Ⅴ级:无论是否进行手术,生命难以维持 24 小时的濒死患者。

因此,麻醉医生必须对患者进行医学分级。日间手术患者通常需处于 ASA Ⅰ级、ASA Ⅱ级或病情稳定的 ASA Ⅲ级水平。有严重出血风险的患者、心血管系统不稳定的患者、病态肥胖的患者或处于特定妊娠期范围内的婴儿,仍然不适于门诊手术。大型手术、ASA Ⅲ级或Ⅳ级和需要术后长期监测的患者,仍然建议在住院的基础上进行手术。

下面列出一些典型不应做门诊手术的情况。

适用于所有患者

- 有大量失血的风险。
- 需要复杂的术后监测的大型或长时间手术,如胸内、腹腔内、颅内的手术。
- 评估为 ASA Ⅲ级或Ⅳ级的患者。
- 病态肥胖的患者。
- 任何近期被诊断为上呼吸道感染的患者。

婴幼儿

- 孕后周数小于 56 周的出生时小于 32 周早产儿。
- 孕后周数小于 54 周的出生时小于 35 周早产儿。
- 有严重贫血史、窒息史、心血管疾病或先天性心脏病史。

与以往出现麻醉并发症不同，许多新型药物正在改变患者术后状态。现在通过联合使用多种静脉和口服药物及长效局部麻醉药，可减少患者术后疼痛和恶心呕吐的发生。

门诊手术在选择麻醉药物时，必须考虑以下因素：

- 麻醉能够快速起效与失效，使患者能在手术后迅速清醒。
- 能够减少或消除患者术后恶心呕吐、头晕和嗜睡。
- 能够使患者尽快恢复完整的认知功能。
- 门诊手术的另一个决定性因素是患者需要在手术后数小时内恢复进食，并能够在出院前进行独立自主的活动。

日间手术麻醉通常应用多重方法实现疼痛管理，以尽量减少患者应激，并提供最大的舒适度和最小的残余效应。全身麻醉推荐采用全凭静脉麻醉(TIVA)或吸入麻醉，而区域麻醉推荐采用神经阻滞或其他阻滞麻醉。

日间手术全凭静脉麻醉常用异丙酚，可与瑞芬太尼联合使用，可使患者术后迅速清醒。此方法也可避免神经阻滞失败的风险，并能减少术后恶心呕吐，但随着一氧化二氮使用的增加，恶心呕吐仍有可能发生。

吸入麻醉的优势在于，其可安全用于存在多种变应原的患者，同时有正性遗忘作用。与全凭静脉麻醉相比，吸入麻醉的优势是可以评估麻醉深度，并且苏醒时间更快。

而神经阻滞的优势在于，其起效快，失效也相对较快。与全身麻醉相比，其可减少 80%术后恶心呕吐的发生，但可能因不同手术体位而出现头痛或神经症状。区域麻醉的优点还包括可减少术后疼痛及恶心呕吐的发生，并且与降低认知障碍的发生相关，这方面已得到证实，尤其是在老年患者中。对于接受椎管内麻醉的患者，需要在出院前评估患者的感觉恢复情况，充分告知阻滞持续的时间，保护被阻滞的肢体或身体部位。

麻醉技术的进步已被证明有助于日间手术的实施。

镇痛

除了需要使患者快速苏醒并减少恶心呕吐外，疼痛管理也至关重要。正如之前在麻醉部分所述，疼痛管理是一种多模式的方式，特别是因为手术本身的疼痛程度及患者个体的疼痛情况存在差异。

总之，控制疼痛的方法包括：

- 避免使用长效阿片类药物，谨慎使用短效阿片类药物。
- 如无禁忌证，应常规口服对乙酰氨基酚或长效非甾体抗炎药(NSAID)。
- 尽量使用局部麻醉或区域阻滞。

在门诊手术领域，疼痛控制有了新的进展，但其仍然是影响麻醉质量的关键指标和麻醉研究的重点领域。

患者选择的其他因素，包括心理社会因素

除了以麻醉和疼痛管理为重点来确定患者的医疗情况外，门诊手术还需要考虑心理社会因素。要问的一个问题是：把这名患者安排住院有什么益处，而在家里是做不到的(如酒精成瘾或有精神疾病)？另外的问题是：患者的家庭环境是否有利于日间手术出院？例如，患者是老年人，独自生活，住址偏僻，远离快速医疗服务，则日间手术可能不是最佳选择。

4.3 优化日间手术

日间手术的优势有很多，例如，减小手术造成的心理障碍，特别是对儿童产生的影响，降低医院感染的风险，降低静脉血栓栓塞(VTE)的风险。患者更喜欢在家中进行康复，并对缩短手术等待时间和取消手术情况的减少表示满意。与住院手术相比，日间手术的护

理、医疗监测和服务减少了,成本也降低了。更多的患者可以在更短的等待时间内得到治疗。

对于成功的日间手术来说,快速周转、患者体验好、降低费用的最关键因素是快速从麻醉中苏醒。患者还需要优质的疼痛管理以改善其体验和恢复,进食、活动和其他日常活动都将因为患者没有疼痛而更快地进行。

随着日间手术流程的改进,可以进行的手术种类变得多样化。一些之前被认为只能针对住院患者进行的手术,现在已经可以采用日间手术完成。如下列手术:

- 腹腔镜胃肠手术(如阑尾切除术)。
- 腹腔镜妇科手术(如子宫切除术)。
- 疝修补术。
- 矫形手术(如椎板切除术、关节修复术)。
- 整形手术(如乳房缩小术、抽脂术)。
- 部分乳腺癌手术。

如果患者能为日间手术做好准备,他们的手术预后会更好,也可减少术后并发症,同时避免发生手术取消的情况。患者术前教育要点如下:

- 向患者和看护者解释手术路径(所有预计会发生的事情)。
- 在术前准备过程中,让患者和看护者参与手术流程的决策,并安排好术后护理相关事项。
- 鼓励患者提供完整的病史,以识别其病历中可能未被披露的医疗风险和状况。

充分的术前麻醉评估可以为日间手术患者提供更优质的医疗服务,减少不必要且昂贵的实验室检查和会诊。

评价

虽然日间手术有许多好处,但有限的麻醉恢复时间仍然是一项重大挑战。除了关注患者群体与术式的选择、日间手术统筹安排外,还需要重点关注的领域包括术后疼痛和恶心，以及不可预见的严重不良事件。

作为手术质量审查的结果，建议医院建立一个类似住院手术科室医疗护理团队的日间手术团队。团队使用的仪器设备最好与住院手术一致,并拥有与住院手术相同的监测标准。

严重不良事件,如术中心血管或呼吸系统事件,会延长患者的住院时间,可通过仔细选择患者得到改善。日间手术在减少患者术后恶心呕吐和疼痛方面有了很大改善,但这些事件仍然常见,可导致患者住院时间延长,甚至再次入院。不过随着医疗质量的提升,这些限制将被打破。不仅日间手术的数量会增加,医疗质量会提高,成本也会降低。

最后,需要考虑日间手术的实际定位。目前在世界各地,日间手术主要在大城市和大医院进行。这一领域的挑战是将日间手术扩展到农村地区，以及具有与大城市医疗机构相同安全参数的小型医疗机构。

总结

麻醉和疼痛管理的新方法,以及外科手术的新进展(如微创手术的发展),使日间手术可以面向更多的患者,并且使更多的手术可以在门诊进行。轻微的不良事件(如疼痛和术后恶心呕吐)是改善日间手术体验的质量评估的目标领域。解决方案包括多模式的围术期镇痛、使用非甾体抗炎药、谨慎使用阿片类药物和局部麻醉药。与住院手术相比,日间手术更安全、更方便、费用更低,更多的患者和医疗机构将继续寻求日间手术规模的扩大和措施的完善。

（陈沛杉译　刘邵华审校）

第5章
儿童日间手术

Snehalata Dhayagude

5.1 引言

在麻醉下行儿童日间诊疗手术的普及，归因于麻醉和外科技术领域进步所带来的低发病率。但是，必须执行严格的患者选择标准和外科程序，不能以“快通道和成本控制”的名义来降低安全性。

1909年，来自格拉斯哥的外科医生James H.Nicoll博士，首次提出并发表了他在10年间做过的8988例日间手术的经验。Crawford Long在1842年就开始在他的诊所使用乙醚进行短小手术。在过去的30年中，在麻醉下进行的日间手术越来越多，其成功进行得益于安全、短效的麻醉药物、监测设备，以及最重要的对儿童麻醉生理、药理及药效动力学认知的提高。

5.2 日间诊疗手术的优点

- 最大限度地减少儿童和家长的分离。
- 尽早让儿童回到舒适和熟悉的环境。
- 降低医院感染的风险。
- 减轻家庭经济负担。

- 缩短等待手术的时间,加快患者的周转。
- 降低医院成本。
- 为住院患者提供更多的床位和医护人员。

日间诊疗手术的麻醉需要较高水平的专业技能和统筹。选择合适的患者是日间诊疗手术成功的关键。

5.3 患者的选择

建议选择ASA Ⅰ级~Ⅱ级的患儿进行手术。ASA Ⅲ级的患儿至少术前3个月身体状况良好且病情控制稳定者可以考虑进行日间手术。病态肥胖的患儿(BMI>40kg/m^2)在采取了充分的预防措施后也可以考虑进行日间手术。

5.4 特殊危险因素的排除标准

上呼吸道感染(URI):患有URI的儿童有在围术期发生呼吸系统不良事件的风险。有持续流涕、湿咳、喘鸣、啰音、乏力和高热的儿童,应避免在麻醉下进行择期手术。URI后等待4周再行手术,可充分提高临床安全范围。围术期呼吸系统不良事件更有可能发生在有哮喘、早产、相关慢性肺部疾病、被动吸烟等潜在呼吸系统问题的情况下。术前对近期患有URI的患儿采用沙丁胺醇治疗,可降低喉痉挛、支气管痉挛、低氧血症和剧烈咳嗽的发生率。

5.5 前期研究表明

(1)1岁以内的儿童在术中和术后发生呼吸系统不良事件的风险增加。

(2)有症状的URI患儿在窒息时耐受低氧的时间缩短。

(3)气管插管是URI患儿发生低氧血症、支气管痉挛、肺不张的主要危险因素。

(4)病毒感染后6周内存在短暂的气道高敏感性。

(5)接受气道手术(如扁桃体切除术、腺样体切除术、喉镜检查、支气管镜检查)的儿童不良事件发生率高。

(6)烟草烟雾暴露的儿童支气管痉挛的风险比非烟草烟雾暴露的儿童高出10倍。

- 哮喘:单纯哮喘控制不佳、呼吸道感染的儿童应排除在日间手术之外。哮喘控制良好且无任何症状的儿童可以考虑手术,但应继续常规用药。

- 呼吸暂停:早产儿发生呼吸系统和心血管并发症的风险增加。增加早产儿呼吸暂停风险的相关因素包括胎龄<60周、生长发育、贫血、支气管肺发育不良、声门下狭窄、残留肺部疾病、心脏病、内分泌或代谢性疾病。围术期并发症(如缺氧、低血糖、低钙血症、低体温、败血症等)也会增加呼吸暂停的风险。

- 婴儿猝死综合征(SIDS):对胎龄<60周,有SIDS家族史或SIDS婴儿的同胞兄弟姐妹,禁止进行日间手术。

- 睡眠呼吸暂停和扁桃体切除术:对3岁以内患有阻塞性睡眠呼吸暂停的患儿行扁桃体切除术,其对阿片类药物的敏感性增加,建议在术后进行过夜住院监护。

- 心脏疾病:有心脏杂音的儿童应进行术前检查。功能性杂音不需要特别注意。无症状先天性心脏病(如小室间隔缺损)或心脏功能良好的完整解剖修复的儿童可考虑进行日间手术。但应按照指南给予预防性抗生素治疗。

- 癫痫:有癫痫发作史的儿童,只要病情控制良好、平稳,并在围术期继续用药,可考虑进行日间诊疗手术。

- 精神异常:例如孤独症儿童,没有任何相关病理改变且病情控制平稳的孤独症儿童可接受日间手术。

- 糖尿病:糖尿病儿童不适合进行日间手术。

- 镰状细胞病:经过血液学专家治疗的镰状细胞病儿童应作为住院患者进行治疗。只有严密地控制好镰状细胞病儿童的补液、氧合及温度,才能使风险更小。骨科手术中对这类患儿使用止血带是有争议的,应尽量避免。

• 综合征型婴儿:可能存在代谢紊乱和困难气道,被排除在日间诊疗手术之外。

• 不明确的肌张力低下:这些儿童需要特殊的围术期管理,因此被排除在日间手术之外。麻醉时,避免诱发因素很重要。这类患儿有发生恶性高热的风险。围术期高钾血症性心脏停搏和横纹肌溶解综合征是对肌营养不良患儿使用琥珀酰胆碱公认的风险。

• 恶性高热(MH):随着短效静脉麻醉药物的出现和改进,恶性高热的易感患者也有条件可以进行日间手术,最重要的是避免其诱发因素。

5.6 日间诊疗的一般类别

• 普通外科手术:包皮环切术、疝修补术、睾丸固定术、肿物切除术、脓肿切开引流术、舌系带松解术、远端尿道下裂修复术、膀胱镜检查术。

• 耳鼻喉:扁桃体切除术、腺样体切除术、鼓膜切开术、中耳置管、鼻骨骨折闭合复位术。

• 牙科:拔牙、修复。

• 眼科:麻醉下眼科检查、泪管探通、斜视矫正术、小梁切除术、睑板腺囊肿切除术。

• 整形外科:耳郭成形术、唇裂修补术、组织扩张器放置术、瘢痕修复术、并指手术、多趾手术。

• 诊疗:气管镜检查、支气管镜检查、食管镜检查、胃镜、结肠镜、影像学检查(CT、MRI)、放射治疗、心导管检查。

• 骨科手术:骨折闭合复位术、关节镜检查、石膏固定、钉和钢板取出术。

上述手术和诊疗对生理影响(如大量液体转移或失血)最小或几乎没有影响,麻醉和手术并发症的风险很小,患儿父母可以进行简单的护理。对儿童的活动没有明显限制，儿童可能只需要口服止痛药和抗生素。

5.7 术前评估

在许多情况下，麻醉医生进行术前访视既不实际，也没有必要。这些儿童通常在儿科医生的照顾下，处于最佳状态。通过外科医生的筛查，以及与外科医生的协调和沟通可以不用进行术前访视。麻醉医生可以在手术当天进行详细检查和确认。患儿父母需要接受外科医生或麻醉医生的电话沟通的禁食指导（表 5.1）。

5.8 术前禁食建议（表 5.1）

按摄入食物的种类和量来确定禁食的时间。

基本实验室检查包括全血细胞计数、凝血酶原时间、PTT、INR（用于疑似出血性疾病）、HIV 和 HBsAg。无须对健康儿童进行常规尿液分析。

5.9 术前用药

术前给予镇静药物在减少患儿术前焦虑和术后回忆、患儿与父母易于分离方面非常有效。通常诱导前至少 20 分钟口服咪达唑仑

表 5.1 术前禁食建议

摄入食物	最短禁食时间
清水、无肉果汁	2 小时
母乳	3~4 小时
婴儿配方奶、非母乳	6 小时
便餐：吐司、麦片、含渣液体	6 小时
含油炸食品的全餐	至少 8 小时

0.5mg/kg。氯胺酮可与咪达唑仑联合使用或单独使用,单独口服氯胺酮 5~6mg/kg。联用咪达唑仑口服氯胺酮 3mg/kg 对异常焦虑、不合作的患儿非常有效。在计划诱导前约 1 小时预先使用镇痛软膏(如 EMLA)涂抹静脉穿刺点可以减轻静脉穿刺的疼痛。可以通过父母陪伴诱导、音乐疗法、游戏治疗、讲幽默故事和分散注意力来实现非药物抗焦虑治疗。

5.10 麻醉技术

日间手术的目的是麻醉后快速恢复并尽量减少不良反应，以便尽快达到出院标准。选择麻醉方案的主要因素包括手术类型和患儿的临床情况。

5.11 重要指导原则

- 儿童日间诊疗手术所需的用于输注麻醉药物、监测、复苏的基本设备与住院患者相同。围术期基本监测包含心电图、无创血压、脉搏血氧饱和度和二氧化碳波形。
- 儿童广泛采用吸入麻醉诱导,最常用的药物是七氟烷和氟烷。七氟烷由于血流动力学稳定和代谢快常作为首选药物。高浓度的氟烷可以引起心动过缓和心肌抑制,静脉注射阿托品可以预防这种情况。
- 异氟烷因其刺激性气味而使患者不易耐受，地氟烷因其气道刺激性而不作为首选药物。
- 对于有静脉套管的儿童或者预先应用局部麻醉乳膏的年龄较大的合作儿童,静脉诱导是理想的选择。
- 丙泊酚静脉注射具有起效快、半衰期短、止吐和代谢快的特点,优于硫喷妥钠。可通过预先静脉注射利多卡因 1mg/kg 或利多卡因与丙泊酚混合给药,以减少注射疼痛。
- 麻醉维持可采用短效的静脉药物或吸入麻醉持续浓度滴定,适当使用镇痛药和肌肉松弛药。丙泊酚用于全凭静脉麻醉时,输注速率为每分钟300~500μg/kg。丙泊酚用于影像检查或其他无痛诊疗时，每分钟100μg/kg 的剂量可有效防止儿童发生移动。常用的镇痛药包括芬太尼或瑞芬太尼。中效肌肉松弛药，如阿曲库铵，因其代谢不依赖肝肾功能而更受欢迎，米库氯铵或顺阿曲库铵也常被应用于临床。无论何时使用肌肉松弛药，在患儿转入恢复室之前，必须确保肌肉松弛作用的充分逆转。

• 气道管理包含用于短小手术的传统面罩，声门上通气设备(SGD)和用于手术时间较长的气管导管(ETT)。在不使用肌肉松弛药的情况下，可采用丙泊酚或七氟烷联合芬太尼置入声门上通气设备或气管插管，但需要熟练地判断麻醉深度，这样减少了对肌肉松弛药拮抗的需求。与气管导管相比，声门上通气设备对喉部的刺激更少，而且可在不暴露气道的情况下放置。腹腔镜下疝修补术仍然适于选择气管导管。

• 局部麻醉(RA)常用来复合全身麻醉或适当的镇静，提供术中和术后的镇痛，有助于降低全身麻醉的深度，从而促进早期恢复。其他研究还表明，局部麻醉可减少术中出血，改善尿道下裂修复手术的操作条件。常用的神经阻滞包括适用于脐以下手术的骶管阻滞、适用于包皮环切术的阴茎阻滞、适用于疝修补术的髂腹股沟或髂腹下神经阻滞、适用于上肢手术的臂丛神经阻滞、适用于下肢手术的坐骨和股神经阻滞或三合一神经阻滞。在局部麻醉时，应严格注意无菌操作和局部麻醉药的用量限制，给药前进行回抽试验。与常规布比卡因相比，左旋布比卡因或罗哌卡因的毒性较低，安全性高。区域阻滞或切口局部浸润都属于局部麻醉，可大大减轻术后疼痛。

• 液体治疗对提供充分的静脉充盈是至关重要的，不仅要纠正禁食期间的液体缺失量，还要维持当前量，补充术中损失量和术后需求量。应输注等渗液体，如乳酸林格液，也可另给予 25%葡萄糖 25~50mL，可保留静脉导管，直到儿童开始进食。

• 术后镇痛常用非阿片类药物。酮咯酸是一种经胃肠道外给药的非甾体抗炎药，已经被证实比阿片类药物更有优势，恶心呕吐明显减少，镇痛持续时间约为 6 小时。大多数采用局部麻醉的患儿，术后早期仍然获得持续的镇痛作用。在多模式镇痛中，双氯芬酸 1~2mg/kg 或对乙酰氨基酚 20~40mg/kg 栓剂经直肠给药是很好的选择。对乙酰氨基酚经直肠给药负荷量 40mg/kg，随后每 6 小时 20mg/kg；儿童开始进食后，可口服给药，每 4~6 小时 10~15mg/kg，连续用药 3~4 天。

- 手术结束前 5 分钟经静脉缓慢给予右美托咪定 0.5mg/kg 可减少苏醒期谵妄的发生，有助于将患儿平稳转运至恢复室。

5.12　并发症

在麻醉下接受日间诊疗手术的儿童很少出现严重的并发症。如有轻微并发症也是短暂的，并且能在出院前得到处理。

- 如果疼痛治疗不当，会给儿童造成长期的心理困扰。
- 术后恶心呕吐对儿童和家长来说是非常痛苦的。吸入麻醉药物、阿片类药物、一氧化二氮和逆转非去极化肌肉松弛药而使用的胆碱能药物会增加术后恶心呕吐的风险。这种并发症甚至使患儿再次住院治疗。昂丹司琼静脉注射 0.1mg/kg 是常用的预防性止吐药。麻醉时静脉注射地塞米松 0.15mg/kg 可显著降低儿童扁桃体切除术后呕吐的发生率。
- 咽喉痛和头痛通常是短暂的。
- 喉部激惹或喉痉挛通常发生在拔管即刻或拔管后 2~3 小时。给予氧气湿化治疗通常有效。对于更严重的病例，使用外消旋肾上腺素（0.5mL，用生理盐水 4.5mL 稀释）通过面罩雾化治疗。
- 过度嗜睡可能是过度麻醉、镇静或阿片类药物使用错误、对吸入麻醉剂异常敏感和药物相互作用所致。

5.13　离院标准

术后随着患者麻醉苏醒，确认保护性反射和肌力完全恢复后，将患者转入恢复室。在恢复室继续监测患者的生命体征，直到患者完全清醒或者处于舒适的浅睡眠状态，之后将患者转入日间病房。当患者能正常活动、饮水和排尿时，即可出院回家。可参照麻醉后出院评分系统(表5.2)。

5.14 麻醉后出院评分(表 5.2)

出院后指导如下。

- 患儿应由父母或相关负责人陪同回家。
- 向父母提供关于护理和可能出现的情况的书面说明。
- 提供关于口服止痛药和抗生素的书面说明。
- 如果区域阻滞后手术肢体持续麻痹，应保护儿童免受伤害。
- 应向父母提供外科医生、麻醉医生和医院的电话号码，以备不时之需。

表 5.2 麻醉后出院评分

项目	评分
生命体征	
• 术前值的 20%以内	2
• 术前值的 20%~40%	1
• 超出术前值的 40%	0
活动水平	
• 步态平稳、无头晕或达到术前水平	2
• 需要辅助	1
• 无法下地或评估	0
恶心呕吐	
• 极轻或轻微的：不需要治疗	2
• 中度：治疗有效	1
• 重度：治疗无效	0
疼痛	
• VAS：0~3，轻度疼痛或离院前不痛	2
• VAS：4~6，中度疼痛	1
• VAS：7~10，重度疼痛	0

(待续)

表5.2(续) 麻醉后出院评分

手术出血	
● 轻度:无须更换敷料	2
● 中度:需要更换最多2次敷料,没有进一步出血	1
● 重度:即使更换3次或3次以上的敷料,仍持续出血	0

注:最高10分,≥9分可以出院。

总结

为了提高儿童日间诊疗手术的效率和安全性,需要系统性统筹,提供适当的设备,并在外科医生、麻醉医生和医院工作人员之间进行充分的沟通。根据儿童的临床情况和手术方式谨慎选择病例,对于确保日间诊疗手术成功和家长满意至关重要。

(郭静译 赵秋华审校)

第 6 章
老年患者日间手术管理

Aparna Deshpande

日间手术,是指手术当日安排患者住院的手术,患者无须在医院过夜。老年患者则是指年龄超过 65 岁的患者。日间手术因能降低医疗成本、提高医院周转率而日趋普遍。日间手术对于老年患者有很多优势。情感上,老年患者更乐意接受更短的住院时间,他们更喜欢熟悉的环境,可以更多地和家人在一起;经济上,对依赖养老金的老年患者而言,日间手术花费更少;对于医院而言,则可提高周转率。但由于老年患者的病理生理特点,其日间手术管理更需引起重视。

6.1 患者选择

一般选择 ASA Ⅰ级~Ⅱ级的患者进行日间手术。任何并存疾病,如心脏病、糖尿病、高血压等,都应在术前进行充分控制后再考虑手术。特别需要注意老年患者年龄相关的特定生理变化对麻醉的影响。

心血管系统

心血管系统在自然衰老的过程中会发生改变, 包括自主神经调节功能的变化、心脏血管弹性降低、交感神经张力升高、血管内容量相对减少等,这些都可能导致围术期血压发生更大波动。同时,老年患者常伴有复杂的心血管并发症,如高血压、心律失常、心肌肥厚与扩张、心脏瓣膜病等，使其在手术过程中对容量变化的耐受性大大降低，更容易出现急性容量超负荷或血容量不足。

- 即使是小手术，也必须手术前进行心电图和超声心动图检查。
- 许多老年患者存在心脏舒张功能障碍，可通过超声心动图进行评估。
- 老年患者服用降压药的依从性差，需要加以关注。
- 心脏功能储备降低可能导致全身麻醉诱导时发生严重低血压。
- 臂脑循环时间延长，导致静脉给药起效延迟，但吸入麻醉诱导起效加快。

呼吸系统

虽然肺总量随着年龄增加保持不变，但肺的弹性回缩力下降，气道更容易塌陷，因此，肺活量下降，残气量增加。同时，由于免疫系统反应性下降、黏液纤毛清除率降低等原因，老年患者肺炎的发生率升高。手术前后床旁肺活量测定和屏气练习有助于减少这些并发症的发生。

肾脏

由于肾小球数量随年龄增长而减少，因此肾小球滤过率和肌酐清除率下降，加之肾小管功能也会随着年龄的增长而下降，肾脏的浓缩和稀释能力缓慢降低，脱水和低钠血症的风险随之增加。对老年男性而言，前列腺增大而膀胱容量减少，若小便次数减少，则会导致充盈性尿失禁。

胃肠道系统

老年患者常伴有萎缩性胃炎和胃肠动力下降，因而胃排空时间延长，误吸风险增加，需要准确记录禁食、禁水的时间。

肝脏系统

肝细胞中平滑内质网的结构、数量或分布下降，导致不同药物的肝脏代谢效率降低，因此，必须相应地调整药物剂量。

中枢神经系统

动脉粥样硬化使老年患者大脑功能下降，术后更容易出现恢复时间延长和术后谵妄。导致谵妄的确切机制尚不清楚，多种假设均认为谵妄是复杂神经递质网络异常的临床表现，例如，去甲肾上腺素、多巴胺或谷氨酸过度释放，胆碱能活性降低或血清素和γ-氨基丁酸异常。术后谵妄的已知危险因素包括高龄、术前神经功能或认知障碍、行动不便、衰弱、睡眠不足、视力或听力障碍、脱水、营养不良、电解质失衡、抑郁、抗胆碱能药物、酗酒等。

肌肉骨骼系统

老年患者肌肉骨骼系统萎缩，骨质疏松症常见，骨折概率增加，因此，在运送老年患者的过程中需要格外小心。由于老年患者的静脉脆弱，动脉硬化，容易发生瘀伤，须向患者及其家属说明。此外，由于寰枢椎运动减少，颈部伸展受限，插管困难很常见。

内分泌系统

老年患者常见胰岛β细胞功能异常，伴有外周胰岛素抵抗，导致葡萄糖耐受不良。在任何手术前都必须控制好糖尿病。此外，老年患者中甲状腺和肾上腺功能障碍也很常见。

6.2 老年患者围术期管理

- 术前应向家庭医生或心脏病专家咨询患者身体状况。
- 手术当天，麻醉医生必须再次查看血液检验报告、胸部X线、心电图、超声心动图、尿液检查结果及是否存在松动的牙或义齿、颈部活动情况、喉部位置等。

- 确保老年患者有家属陪同。老年人非常缺乏安全感，身体虚弱，与手术相比，他们对麻醉往往更加恐惧，更需要家属的情感支持。手术前需保证睡眠，必要时，术前可使用小剂量的抗焦虑药，以保证充足的休息。

- 高龄患者应安排在早上进行手术，以便在出院前有较长的观察期。

- 适当缩短术前禁食、禁水的时间（如不超过2小时），可降低术后意识模糊的风险。

- 尽量减少阿片类药物的使用，并尽可能使用局部麻醉技术，这样可降低术后认知功能障碍的风险，有助于患者快速安全出院。

- 麻醉药物剂量需相应减少。老年人吸入麻醉药物最小肺泡浓度(MAC)值降低。对静脉麻醉药物来说，白蛋白含量降低导致结合形式的药物减少，血液中游离的活性药物增多，因此也应降低丙泊酚、硫喷妥钠、肌肉松弛药等药物的剂量。同时，老年人的代谢和排泄较慢，恢复时间可能会有所延长。老年患者腰麻和硬膜外麻醉的作用时间延长也较常见。（译者注：日间手术不推荐椎管内麻醉。）

- 老年患者在手术和麻醉过程中体温下降更明显，应采取相应保温措施来避免核心体温下降。

- 老年患者在术中常出现不同程度的心血管事件，因此，术中需要严密的监测，以便对心率、血压和血氧饱和度的微小变化进行管理。

- 老年患者术后恶心呕吐的发生率较低，术后疼痛不明显，但术后镇痛不能忽视。关闭切口时应进行局部麻醉，推荐多模式镇痛，可有效缓解术后疼痛，但需注意心血管疾病和肾功能损害等潜在风险。对于许多老年患者，对乙酰氨基酚和短期使用最低有效剂量的非甾体抗炎药更安全有效。

术后恢复

老年患者术后恢复时间延迟。由于胃排空延迟，吸入性肺炎在老年患者中的发生率很高。直立性低血压、谵妄在老年患者中也很常见。对于老年患者,术后认知功能的评估至关重要。同时应确保充足的液体摄入,以便在术后尽早排尿。术后应尽快将他们转运到熟悉的环境中,并且至少在术后早期有家属陪伴。应警惕老年患者可能因手术、麻醉或自身原因等需要再次入院。

总结

总之,随着日间手术适应证的迅速扩大,接受日间手术的老年患者数量不断增加。医护人员需要更全面的准备和紧密的团队合作来为庞大而脆弱的老年患者提供最佳的医疗方案。

(张晓莹译 孙立审校)

第 7 章
泌尿外科日间手术麻醉

Smita Sharma

随着手术器械和医疗技术的改进，以及麻醉药物的发展，日间手术的范围不断扩大。因大量的泌尿外科手术符合日间手术标准，最适合开展日间手术。随着人类寿命的延长，很多人需要接受一些泌尿外科手术，这会增加个人和国家的医疗成本。在过去的 20 年里，医疗技术取得了很大的发展。新型医疗设备的广泛使用为患者提供了优质的医疗条件。

7.1 引言

泌尿外科手术多为脐下手术。从麻醉的角度来看，泌尿外科手术有进行日间手术的两大优势：一是对呼吸系统的影响较小，二是大部分手术可在硬膜外和腰麻下进行。从外科的角度来看，在过去的20 年里，内镜下泌尿外科手术取得了巨大的发展，大多数泌尿外科手术是通过内镜完成的。以往常见的开腹前列腺切除术、肾盂取石术、输尿管取石术如今已很少见。微创内镜手术有助于患者快速恢复并减少术后疼痛。因年轻的泌尿外科医生熟悉并倾向于在泌尿外科手术中使用内镜，且随着麻醉药物不断改进，日间泌尿外科手术前景一片光明。

7.2 常见的泌尿外科日间手术种类

- 膀胱镜检查。
- 逆行肾盂造影。
- 双 J 支架(猪尾巴管)置入术。
- DJ(猪尾巴管)移除。
- 输尿管镜检查。
- 膀胱碎石术。
- 膀胱水扩张。
- 前列腺和膀胱活检。
- 包皮环切术。
- 输精管结扎术和输精管结扎再通术。
- 注射肉毒杆菌毒素治疗膀胱过度活动症。

上述这些手术均可在门诊很容易完成。置入导尿管后,如果在数小时后取出,患者可在医院内排尿 1 次后出院。患者也可带着导尿管出院。因体外冲击波碎石术本身是一种门诊手术,本部分未提及。

根据病变的性质、患者的医疗状况和手术特点,可能进行的一些日间手术包括:

- 经尿道膀胱肿瘤切除术。
- 睾丸切除术。
- 睾丸固定术。
- 经皮肾镜碎石取石术(PCNL),无肾造口引流。
- 经尿道前列腺切除术(TURP)。
- 腹腔镜肾切除术。

若术中出血少、无血尿及手术引流,患者在手术当日就可出院。经皮肾镜碎石取石术后不留肾造口的是新的趋势, 此类手术患者可考虑当天出院。据报道,经尿道切除良性的小至中等大小前列腺肿瘤的患者在无并发症情况下可当日出院。激光手术的出现彻底改变了巨大前列腺切除日间手术的管理。使用双极电灼和生理盐水冲洗是经尿道切除术中日间泌尿科医生医疗设备的重要补充。术中液体吸收更具有生理性,电解质紊乱较少,更容易治疗。目前正在探索在其他方面健康的患者进行日间无功能肾脏腹腔镜肾切除术的可能性。

7.3 麻醉注意事项

日间手术麻醉患者选择的一般指南适用于泌尿科日间手术患者。ASA Ⅰ级和Ⅱ级患者可安全地实施麻醉,也可考虑用于病情稳定的 ASA Ⅲ级患者。1 个月以上的足月儿和受孕后 60 周以上的早产儿也适合日间手术麻醉。

尽管腰麻下可进行大多数手术,但其应留给有全身麻醉禁忌证的患者。现代药物的半衰期很短,数小时内就会从体内完全消除。芬太尼、咪达唑仑、丙泊酚等常用药物可使患者在两三个小时内恢复至能上街行走。瑞芬太尼目前在印度尚未上市,它是一种理想的日间麻醉手术用药。

15~20 分钟的手术可在面罩或喉罩通气下吸入一氧化二氮或氧气和七氟烷或静脉注射丙泊酚完成。经尿道膀胱肿瘤切除术或输尿管镜碎石等较长时间的手术最好使用气管插管和复合麻醉来进行。

7.4 泌尿外科麻醉的关注点

- 在麻醉状态下患者突然移动引起的输尿管损伤是一种严重的并发症,必须加以预防。
- 地氟烷应与闭合回路和碱石灰一起使用。七氟烷可形成化合物 A,尽管化合物 A 的肾毒性存在争议,但若有条件,地氟烷是更安全的选择。如果要使用七氟烷,需要避免气体低流量。
- 经皮肾镜碎石取石术是在患者俯卧位进行的,必须牢记俯卧位的相关问题。

● 经尿道膀胱肿瘤切除术可能会出现内收肌痉挛，导致膀胱穿孔。因此，首选使用肌肉松弛药进行全身麻醉。

● 膀胱积水需要深度吸入麻醉，患者有时会出现心动过速、高血压和心律失常。此类手术疼痛和不适比其他膀胱镜检查手术更严重，需要加以关注及解决。

7.5 局部麻醉

不应低估利多卡因凝胶表面麻醉的作用。利多卡因凝胶可应用于膀胱镜检查、逆行肾盂造影、双 J 管手术等，表面麻醉后 5 分钟起效，显著降低了对麻醉的需求。

硬膜外麻醉和骶管麻醉非常适合于泌尿外科日间手术，其恢复完全、无头痛且缓解术后疼痛效果较好。

可使用区域阻滞，如精索阻滞、阴茎阻滞、前列腺周阻滞和椎旁阻滞。所有区域阻滞都有 1 个额外的优势，即缓解术后疼痛。

建议腰麻使用低剂量的 25μg 芬太尼和 5~10mg 布比卡因阻滞鞍区。多数患者预计在腰麻后 2~3 小时内完全恢复。然而，在恢复延迟的情况下，患者应达到具有正常的肛周感觉、足底屈曲的能力和大脚趾本体感觉恢复至术前水平，才能被考虑安排出院。

总结

泌尿外科具有较大的日间手术发展潜力。内镜泌尿外科手术已成为一种标准的做法。腹腔镜手术数量也在增加。随着机器人技术的出现，在不久的将来，即使是大手术也可能归入日间手术范畴。当今麻醉药物的靶向给药方式实现了患者快速苏醒。术中监测方面的进步使现代麻醉变得更安全和更精准。以上各方面的发展均为日间泌尿外科手术创造了良好的条件。

（姜伟译　陈晖审校）

第 8 章
骨科日间手术麻醉

Sharmila Nair

8.1 引言

自日间麻醉学会(SAMBA)成立以来,日间手术在所有外科手术中的占比已从 10%增长到 70%以上。随着麻醉和外科技术的进步,日间手术范围发展得更广泛。骨科患者尤其具有挑战性,因其涵盖了从有多种并发症的老年患者到有相关损伤的年轻健康患者等多种类型的患者,而不同类型患者可能对选择何种麻醉方式产生重大影响。

麻醉医生的角色已从主要关注提供最佳手术条件及术后立即将疼痛降至最低转变为负责在术前、术中和术后对符合日间手术标准的患者进行最佳管理的围术期医生。

美国日间外科协会(FASA)观察到,在日间手术中心,既往存在的疾病与术后并发症的发生率之间没有显著关系。只要适当关注出院计划,无论是小儿还是老年患者均不被视为日间手术的禁忌。

8.2 患者的选择

手术的选择

适合日间手术的外科手术应具有术后损伤小、恢复快的特点。以下是骨科可进行的日间手术和操作。

1. 非手术日间操作种类

(1)闭合复位和固定骨折及脱位(如髁上、肱骨等)。

(2)对膝、肩、颈椎或腰椎、先天性马蹄内翻足进行非手术操作。

2. 骨科日间手术种类

(1)微创。

- 局部氢化可的松注射。
- 关节吸引术。
- 穿刺活检。
- 骨骼牵引。

(2)内镜手术。

- 椎间盘切除术。
- 关节镜检查:诊断和(或)治疗。
- 硬膜外注射。

(3)开放性操作。

- 创伤:骨折固定(尺桡骨),外固定器应用,植入物移除。
- 感染:切口和引流,伤口清洗。
- 开放式活检:感染、肿瘤。
- 切除活检:黏液囊肿、腱鞘囊肿、脂肪瘤。
- 挛缩松解:脊髓灰质炎、脑瘫。
- 软组织松解:腕管综合征、扳机指、腱鞘炎、尺神经移位。

手术时间

日间手术或操作的持续时间最初仅限于 90 分钟内，但现在3~4 小时的日间手术可常规进行。

患者特征

- ASA Ⅰ级和Ⅱ级患者。
- 如果 ASA Ⅲ级和Ⅳ级患者的疾病在术前控制良好，且术后并发症的风险不高，则认为他们是可以考虑接受手术的。
- 手术过程必须伴有最小的术后生理功能紊乱。

8.3　麻醉前评估

麻醉前评估(PAE)的目标是提前解决术前问题，从而最大限度地减少取消手术情况的发生及并发症的出现。在理想情况下，患者应前往麻醉前评估门诊并接受评估，以避免术前临时取消手术。在麻醉前评估期间可进行基本的实验室检查，并应向患者提供适当的咨询。

在不增加残余胃容量的情况下，允许患者在术前 2 小时饮用清亮液体。给予 H2 受体阻滞剂和甲氧氯普胺(胃复安)可减少残余胃容量和胃酸。口服液体的摄入实际上可能会通过稀释胃分泌物并刺激胃排空而降低残余胃容量。患者应在手术前 1 小时服用所有慢性口服药物。由于大多数日间手术的出血风险较低，目前常规建议日间手术患者在整个围术期维持阿司匹林治疗和抗血小板药物的使用。此外，建议在日间手术中维持抗血小板治疗。如果有出血，可能危及患者生命或手术的成功，则必须与心脏病专家共同制订停药方案，并在术后尽快恢复抗血小板治疗。不建议使用低分子肝素桥接。

可安全使用术前镇静、健忘症和抗焦虑药物，患者即使进行的是短时间的手术或操作，其恢复时间也不会出现任何临床显著延迟。

8.4 方法

监护麻醉

监护麻醉的目标是提供镇痛、镇静和抗焦虑,并确保患者快速苏醒而无不良反应。患者从轻度镇静状态进展到深度镇静状态,进而缓慢进入麻醉状态,这一过程需要严密监测。

在给予患者镇静药之前,应考虑以下几点:

(1)在受到有害刺激之前,应给予镇静。

(2)应根据药物的峰值效应,以小剂量缓慢给药。

(3)应密切关注患者选择、监测、恢复和出院计划。

(4)所有应急设备和药品、氧气和吸引器均应在现场并处于工作状态。

有几种药物通常被用于镇静,其中苯二氮䓬类药物(咪达唑仑)和阿片类药物(芬太尼)的组合是最常用的。咪达唑仑具有镇静、抗焦虑等作用。与阿片类药物联合使用时,心肺功能抑制较常见。

丙泊酚起效快,持续时间短,无蓄积,有利于患者尽早出院。此外,丙泊酚还有止吐作用,可以提高患者满意度。

氯胺酮尤其适用于儿科患者。

也可使用亚麻醉浓度的吸入麻醉药,如一氧化二氮和七氟烷。

右美托咪定也因其镇静和镇痛特性及对通气的影响小而广受欢迎。

全身麻醉

随着七氟烷和地氟烷等新型吸入麻醉药, 以及丙泊酚等静脉麻醉药的使用,日间手术麻醉的目标可实现。七氟烷和地氟烷均可用于麻醉维持。尽管丙泊酚也可用于维持麻醉,但吸入麻醉药对肌肉松弛药的需求更低。应滴定麻醉药浓度,以防止麻醉过浅引起的术中苏醒或麻醉过深导致的苏醒延迟。

气管插管是公认的标准气道通气装置，但目前喉罩应用发展迅速。喉罩易于放置，并且可在不使用肌肉松弛药的情况下置入。与气管插管相比，放置喉罩的显著优势在于交感神经应激反应小、操作所需时间短及术后咽喉痛的发生率低。

丙泊酚或其他静脉麻醉药的全凭静脉麻醉也可用于麻醉诱导和维持，以及提供镇静和镇痛。然而，全凭静脉麻醉有一定的局限性。其需要微量注射泵，以便正确滴定麻醉药物浓度；需要较短的泵延长管，并应使用三通，防止药物回流至主输注管。

局部麻醉

局部麻醉是日间手术的理想选择，因其能使患者保持清醒，镇痛效果好，无恶心呕吐，并能使患者尽早恢复。此外，还可通过置管和添加佐剂来延长术后镇痛时间。

上肢手术可在臂丛神经阻滞下进行，臂丛神经阻滞可提供良好的麻醉和镇痛效果，且不影响行走。对于肩部以下的手术，首选锁骨上或锁骨下臂丛神经阻滞。腋路臂丛神经阻滞适用于手部和前臂手术。如果患者出院时手臂仍然麻木，应指导患者将手臂固定在吊带中，以保护手臂免受伤害。

静脉局部麻醉(IVRA)是另一种简单有效且经济实惠的阻滞方法，可提供快速的麻醉，非常适用于浅表手术，如腱鞘囊肿切除术和腕管松解术。止血带疼痛比较麻烦，建议使用双止血带技术来预防止血带疼痛。

下肢手术通常在腰麻、硬膜外麻醉或腰麻-硬膜外麻醉联合应用的情况下进行，但也可使用周围神经阻滞。因下肢阻滞持续时间是上肢阻滞的2倍，其具有延长术后镇痛的优点。股神经阻滞可为膝关节镜检查提供良好的镇痛效果，有利于患者更快出院。股神经阻滞也可联合坐骨神经阻滞，用于膝关节手术。坐骨神经阻滞也可选择在腘窝进行，用于足部手术。踝关节阻滞可用于足部手术，但需要多次注射，以阻断所有支配足部的神经。

连续导管技术可用于上述任何一种阻滞，患者可在置管的情况下出院。

腰麻、硬膜外麻醉和骶管阻滞等形式的中枢神经阻滞(CNB)是理想的日间手术麻醉方式，患者可保持清醒、舒适且无恶心呕吐症状。腰麻是最简单和最经济有效的麻醉方式。随着小规格细针的出现,硬膜穿破后头痛(PDPH)的发病率显著降低,此类麻醉方式在日间手术中再次出现。

局部浸润

在所有可用于日间手术或操作的麻醉技术中，用稀释的局部麻醉药局部浸润手术部位是减少术后疼痛和减少出院后阿片类镇痛药需求最简单和最安全的方法。手术部位的局麻浸润应是所有日间手术麻醉的组成部分。

8.5 术后管理

为患者提供适当的镇痛和明确的指导是非常重要的。可为患者提供预先包装好的止痛药,用于治疗预期的轻度、中度和重度疼痛,并提供明确的说明,这样做有可能改善患者在家中的舒适度。新型便携式神经阻滞自控镇痛泵(PCRA)可在家中提供数天有效和安全的镇痛。预先装入局部麻醉药的小型一次性泵,可按预先设定的每小时输注速率给药或自控给药,在家中为患者提供有效的镇痛。

(陶岩译　王庚审校)

第 9 章 妇科日间手术麻醉

Shagufta Choudhary

正如 Kevin Jones 所述，妇科日间手术这一概念包含了一站式门诊和日间手术，可作为传统门诊和住院手术的一种替代方案。其结合了门诊“问诊和治疗”管理理念及日间微创手术部分。这种管理理念缩短了患者的治疗路径，并节省了医疗资源。随着妇科内镜和微创手术的发展，一些大型的妇科手术也能以日间手术完成。患者术后恢复快，能尽早地回归到正常生活中。

9.1 合适的妇科日间手术种类

- 宫颈扩张和刮宫术。
- 终止妊娠术。
- 宫腔镜检查。
- 诊断性腹腔镜检查。
- 腹腔镜绝育术。
- 麻醉下阴道镜检查。
- 阴唇粘连分解术。
- 腹腔镜卵巢囊肿切除术。
- 子宫肌瘤切除术。

- 组织活检术。
- 巴氏腺囊肿切除术。
- 子宫内膜消融术。
- 子宫内膜息肉切除术。
- 门诊尿失禁手术。

9.2 术前评估和准备

大多数来做妇科日间手术的患者都是育龄期健康女性。需要对合并有甲状腺功能减退、高血压、糖尿病、哮喘、肥胖症等疾病的患者进行评估,并在术前调整好这些合并症。进行宫腔镜或腹腔镜手术的患者,术前通常要进行肠道准备。应于术前告知患者禁食,并签署书面知情同意书。按照标准的禁食建议,术前2~3小时可饮清亮液体。需要避免过度禁食,这样可减少患者头晕、困倦、口渴、恶心等术后不良反应。

9.3 麻醉方法

很多妇科日间手术可在没有麻醉或者仅局部麻醉下完成。需要镇静或者全身麻醉的手术应当在配备合适设备的手术室进行。在门诊按相同的流程进行诊断性腹腔镜检查和病理活检更加节省费用和时间,可避免重复麻醉。妇科腹腔镜检查尤其简单和短小,进入腹腔内的气量较少,呼吸控制时间也相对较短。鉴于此类手术误吸的风险很小,可在保留自主呼吸的情况下使用新一代的声门上通气装置(如proseal喉罩)完成。因此,全身麻醉时不使用肌肉松弛药可加速恢复。短效药物(如丙泊酚、右美托咪定、地氟烷等)是理想的日间手术用药。在必须应用短效肌肉松弛药(如阿曲库铵等)时,应尽量采用最低剂量。

9.4　缓解疼痛

日间手术提倡积极的疼痛管理策略,使患者尽早恢复正常生活。在腹部打孔处和引流管放置处注射局部麻醉药可达到良好的止痛效果。标准的多模式镇痛方案包括使用局部麻醉药、对乙酰氨基酚、非甾体抗炎药和阿片类药物。如今,"无阿片类药物"麻醉的概念正在兴起。如果不能完全避免使用阿片类药物,则应尽可能用最小有效剂量,并与其他镇痛药联合使用。

9.5　术后恶心呕吐

妇科手术患者本身就是术后恶心呕吐的高危因素。术后恶心呕吐的危险因素如下:

- 女性。
- 不吸烟。
- 晕动病和(或)术后恶心呕吐史。
- 术后阿片类药物的使用。

管理此类患者的术后恶心呕吐需要先通过以下方法降低基础风险:

- 尽可能使用局部麻醉技术。
- 避免使用吸入麻醉药。
- 避免使用一氧化二氮。
- 避免或限制阿片类药物的使用剂量。

对于术后恶心呕吐中度风险的患者,应使用 1 种或 2 种一线止吐药物(表 9.1)。

对术后恶心呕吐高风险患者,应使用 3 种或 4 种一线止吐药物进行预防。应尽可能使用全凭静脉麻醉。三类止吐药物,如 5-羟色胺受体拮抗剂(如昂丹司琼)、皮质类固醇(如地塞米松)和多巴胺拮抗剂(如氟哌利多),对术后恶心呕吐有相似的疗效,术后恶心呕吐相对

表 9.1 治疗术后恶心呕吐的药物、剂量和给药时间

	通用名称	给药方式	剂量(mg)	给药时机
一线药物	地塞米松	静脉注射	4~8	麻醉诱导
	氟哌利多	静脉注射	0.625~1.25	手术结束
	昂丹司琼	静脉注射	4	麻醉诱导
	帕洛诺司琼	静脉注射	0.075	麻醉诱导
二线药物	茶苯海明	静脉注射	50	麻醉诱导
	东莨菪碱	透皮贴	1	手术前一天晚上/手术当天
	甲氧氯普胺	静脉注射	20~50	麻醉诱导

风险可降低约 25%。此外,它们的作用是独立的,当联合应用时会产生叠加效应。用于应急治疗的止吐药与用于预防的止吐药应属于不同的类别。为日间手术患者提供的应急治疗应给予口服药物或贴剂(如东莨菪碱透皮贴)。

9.6 康复与出院

该类患者的监测与其他日间手术患者采用同样的标准。如有头痛、头晕、嗜睡、喉咙痛等不良反应,应适当关注和治疗。待患者麻醉作用完全消失且无嗜睡、活动后无头晕、能进食且无恶心呕吐、手术部位无大出血、已排气后方可出院。所有的出院指导均应以书面形式给出,并向患者做出解释,且患者需有 1 名负责人员陪伴。

9.7 未来与展望

随着麻醉和微创手术技术的进步,越来越多的以往在住院条件下实施的妇科手术现在可在日间手术室完成。这可更好地利用医疗资源。多学科合作诊疗的方法可改进女性的医疗保健服务。

(胡文军译 张旭辉审校)

第 10 章
神经外科日间手术麻醉

Anil Parakh, Jhanvi Jalindar Pol

10.1 引言

神经外科是一个技术驱动型的医学专业。类固醇在神经外科中的使用,以及功能磁共振成像、扩散张量成像、手术室设施、手术显微镜、显微外科技术、神经外科通道等先进成像和定位技术的发展,促进了神经外科日间手术的发展和实施。现代微创技术、图像导航、无牵引器手术、神经保护性辅助设备、对围术期神经生理功能密切监测及麻醉技术的改进,均使手术用时更短、更简单、更安全,以及术后患者恢复得更快,效果更好。

10.2 日间手术的选择

1. 儿科神经外科手术

- 脑瘤开颅术。
- 脑活检。
- 脑室-腹腔分流术(VP 分流术)。
- 脊柱裂的切除和修复术。
- 脊柱减压(小切口手术)。

- 内镜下第三脑室造瘘术(ETV)。
- 血管病变的血管内治疗。
- 脑膨出切除术。
- 凹陷性颅骨骨折的修复。

2. 成人神经外科手术

- 所有脑肿瘤导航下辅助活检术。
- 用于切除小脑肿瘤的开颅手术,如脑膜瘤、转移瘤、胶质瘤等。
- 颈椎前路椎间盘摘除融合术。
- 腰椎减压术。
- VP 分流术。
- 内镜下第三脑室造瘘术(ETV)。
- 破裂的前交通动脉瘤(ACOM 动脉瘤)夹闭术。
- 颅骨骨折复位。
- 颅骨成形术。
- 神经放射诊疗术。

10.3 麻醉前评估

选择日间手术麻醉患者的总体原则也适用于神经外科日间手术患者。ASA Ⅰ级和Ⅱ级患者可安全适用。1 个月以上的足月儿和怀孕后超过 60 周的早产儿也适用。应全面评估和优化患者术前合并症及术前神经状态(GCS、颅内压升高的特征、癫痫发作类型和频率、神经功能缺陷等)。应进行基本的实验室检查,并向患者提供适当的咨询。

10.4 接受神经外科日间手术的患者

1. 纳入标准

- 患者应该可以通过电话联系日间病房人员。
- 在交通高峰期时,从患者居住地到医院时间应不超过 1 小时。

2. 排除标准

- 高 ASA 分级状态。
- 麻醉风险为高危。
- 严重的合并症(出血性疾病、严重贫血、心血管疾病、肥胖症)。
- 急诊手术患者。
- 手术时间长。
- 家中没有合适的护理者。

10.5 特定门诊脑肿瘤病例

1. 纳入标准

- 幕上肿瘤。

2. 排除标准

- 已经是住院患者。
- 严重的心肺疾病。
- 气道管理问题(如睡眠呼吸暂停)。
- 癫痫发作失控或神经状况不佳。
- 手术时间长(>4 小时)。
- 心理不适应。

10.6 麻醉方法

监护麻醉(MAC)

根据美国麻醉医师学会的提法,MAC 是一种既定的程序，在实施过程中给予患者局部麻醉,以及镇静、镇痛和抗焦虑药物。其主要用于神经放射学诊断手术。常用的药物包括咪达唑仑、芬太尼、镇静剂量的丙泊酚、右美托咪定、亚麻醉浓度的吸入麻醉药,如一氧化二氮和七氟烷。小剂量氯胺酮可用于儿科患者。

全身麻醉

所有新型麻醉药的半衰期都很短，在几小时内就会从体内完全清除。可安全使用丙泊酚、七氟烷和地氟烷(MAC<1)、芬太尼、右美托咪定和肌肉松弛药。还可使用全凭静脉麻醉。气管插管是最安全的气道装置,但第二代LMA(如双管喉罩、一次性双管喉罩、I-Gel)具有胃引流端口,可用于脑活检、神经放射学手术等,以减轻交感神经反应和术后喉咙痛。

唤醒技术

该方法是用于从功能皮层切除脑肿瘤、癫痫手术和深部脑刺激手术的重要技术。其优点是增加了病灶切除率,提高了生存率,对功能性皮质损伤最小,减少了术后神经功能障碍。其他优势包括缩短住院时间、降低护理成本和减少并发症的发生率,如术后恶心呕吐。

10.7 唤醒开颅手术的禁忌证

1. 绝对禁忌证
- 患者拒绝。
- 患者无法静卧。
- 患者无法合作。

2. 相对禁忌证
- 患者咳嗽。
- 患者有学习障碍。
- 患者焦虑。
- 患者有语言障碍。
- 阻塞性睡眠呼吸暂停。
- 患者年龄很小。

10.8 常见技术

1. 全程清醒镇静

在英国可靶控输注丙泊酚和瑞芬太尼，在印度可使用右美托咪定和芬太尼。

2. 睡眠–清醒–睡眠技术

该技术包括唤醒患者进行皮质功能定位和标记病灶切除，以及围术期神经功能的评估,并在评估完毕后再次进入麻醉状态。

对分布于头皮两侧各 7 条神经进行局部麻醉，可缓解头部皮肤疼痛,如图 10.1 所示,使用加用肾上腺素的 2%利多卡因和 0.25%布比卡因或 0.2%罗哌卡因的混合物。必须针对每名患者计算使用或不使用肾上腺素时的局部麻醉药总量,以避免产生毒性反应。

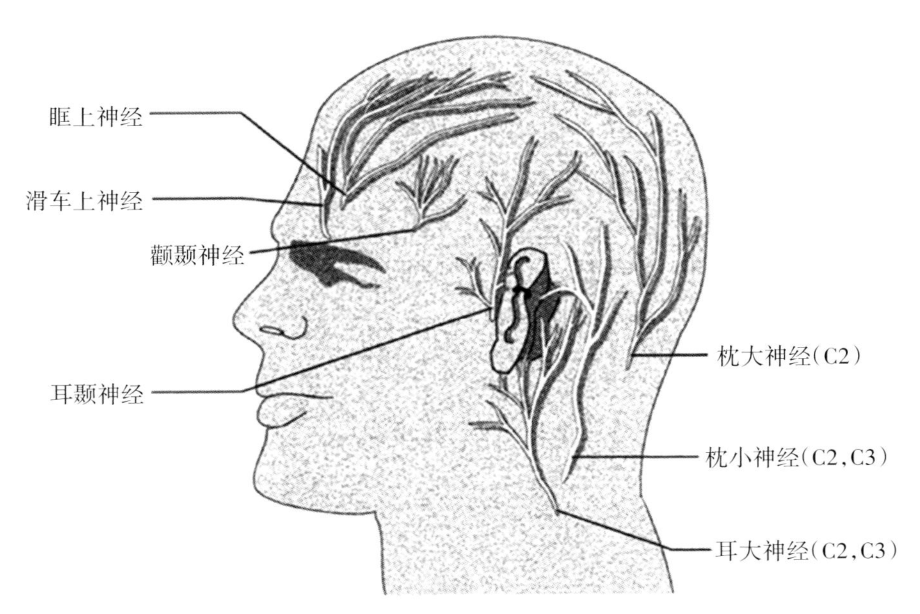

图 10.1　双侧头皮麻醉。

神经阻滞应在患者镇静或麻醉诱导后实施。使用氯己定或倍他定进行皮肤消毒。每个部位的注射量取决于所用局部麻醉药的种类和浓度，以及是否加用肾上腺素。使用无菌手套和23号针头，局部麻醉药浸润到以下部位：

10.9 眶上神经，三叉神经的一个分支，V1分布

其支配前额、头皮前部和头顶。触诊眶上切口，垂直进针注射。

10.10 滑车上神经，三叉神经的一个分支，V1分布

其支配前额和头皮前部。在眶上神经注射部位的内侧、眉线上方，注射局部麻醉药，使阻滞均匀地扩散。

10.11 颧颞神经，三叉神经的一个分支，V2分布

其支配前额的一小部分和颞区。神经穿过颞肌进入颞筋膜。因此，局部麻醉药需要向颞肌深层和浅层浸润。阻滞开始于眶上缘外侧缘，一直延续到颧弓的远端。

10.12 耳颞神经，三叉神经的一个分支，V3分布

其支配颞区、下唇、面部下方、耳郭和耳郭上方的头皮。在耳郭前约1cm处，颞下颌关节上方注射局部麻醉药。这条神经穿过颞骨颧突的根部，位于颞浅动脉的深部，注射前应触诊以避免损伤动脉。

10.13 枕小神经，C2和C3神经的一个分支

其沿着胸锁乳突肌的后缘上行，支配耳郭后方头部外侧区域的头皮，自上而下向耳郭后方皮下浸润局部麻醉药，至耳郭小叶，然后

继续沿项上线浸润至枕大神经。

10.14 枕大神经,C2 神经的一个分支

其从 C1 和 C2 发出,沿着头皮的后部上行支配皮肤,还可支配头顶和耳郭上方的头皮。其是先通过触摸枕动脉来进行定位,枕动脉位于枕外隆凸外侧 3~4cm 处,沿着项上线,然后可在枕动脉内侧注射局部麻醉药。

10.15 耳大神经,C2 和 C3 神经的一个分支

其是最大的上行分支,出现在胸锁乳突肌的后缘,分为前支和后支,为腮腺、乳突和耳郭上方的皮肤提供感觉神经支配。在耳郭后方约 2cm 处,耳屏水平处注射局部麻醉药。

10.16 术后监护

根据日间麻醉的一般指南,麻醉后 Aldrete 恢复评分用于患者从 PACU 出室(总分应为 10 分,最少需要 9 分)。对于患者出院,使用麻醉后出院评分系统(PADS),要求评分≥9 分。儿科日间神经外科手术后回家标准如下:

- 完全清醒。
- 无/微痛。
- 能走动。
- 无恶心呕吐。

出院前必须由神经外科医生进行会诊。

10.17 神经外科日间手术的范围

总之,尽管神经外科日间手术领域取得了一定进展,但不良事件

仍会发生。不良事件包括出血、癫痫发作、水肿、新的神经功能受损、脑脊液漏、伤口感染等。脊柱神经日间手术仍然有医学法律问题，可在可接受的风险下进行的脑部手术尚待确定。神经外科医生必须就“日间手术”达成共识，这些手术将取决于神经外科医生和研究机构的专业知识。日间手术的变革将需要一个由神经外科医生、神经外科麻醉医生、神经外科护士和法律顾问组成的专门团队，他们将确保不会发生疏漏。随着医疗技术的进步和经验的积累，神经外科患者将有更适合的分类标准——需要日间手术的患者和需要长期住院的患者。

（钱旭雯译　张金华审校）

第 11 章
整形外科日间手术麻醉

Shagufta Choudhary

美国整形外科医师协会 2016 年统计报告显示,2016 年有 45%的整形外科手术是在门诊办公室完成的, 另外有 14%的整形外科手术是在独立的日间手术中心完成的, 这两项占所有手术的 59%。可见,大多数整形外科手术都是以非住院方式完成的,并且这一数字仍在不断增加。

11.1 整形外科手术的注意事项

- 这类手术的大多数病例是择期手术。
- 患者是自费的,没有医疗保险的支持。
- 患者更喜欢在门诊办公室或日间手术室进行手术, 因为其提供了更好的私密性。
- 日间手术对患者心理的影响比住院手术更小。

日间手术可完成的麻醉手术类型如下。

表 11.1 日间手术可完成的整形外科手术

面部	面部年轻化
	颈部除皱术
	面部除皱术
	面部和颈部吸脂术
	面部脂肪移植术
	眼睑成形术
	提眉术
	耳畸形矫正术
	鼻整形术
	丰唇术/唇畸形矫正
	肉毒杆菌注射
	注射填充剂
乳房	隆乳术
	乳房固定术
	乳房缩小术
	乳房不对称
	乳头乳晕问题
肢体	吸脂术
	腹壁塑形术
	上臂成形术
	手部年轻化
	隆臀术
皮肤病灶	瘢痕切除/修复术
	瘢痕疙瘩

11.2 麻醉管理

术前评估与优化

应该对患者进行全面的术前评估，尤其是对前来吸脂的肥胖患者更应如此。他们可能存在多种合并症，如阻塞性睡眠呼吸暂停、糖尿病、高血压、心脏病、胃食管反流、深静脉血栓等。整形外科手术是择期手术,因此,患者病情应在术前得到充分优化。高血压、糖尿病、甲状腺功能减退、冠心病等慢性疾病都应得到良好的控制。

阻塞性睡眠呼吸暂停

有相当一部分接受整形外科手术的患者患有阻塞性睡眠呼吸暂停(OSA)。对所有患者,麻醉医生均应进行常规筛查,常用的筛查方法包括 STOP-BANG 评分、睡眠呼吸暂停临床评分、柏林问卷等。OSA 与术中和术后并发症均存在相关性, 如需要再次行气管插管的低氧血症和急性心脏事件。患者如果经上述方法筛查呈阳性,则应进行呼吸睡眠监测或最好进行睡眠相内镜检查。如果患者合并 OSA,应评估其严重程度,应询问患者目前的治疗情况,是否使用 BiPAP,以及他们的其他疾病是否得到控制。如果患者的其他合并症均已得到良好控制,并同意在必要时接受术后气道正压治疗,则可进行低风险的日间手术。但是,如果预计患者术后需要用大量镇静剂,则应在具备延长术后监护时间的条件下进行手术, 或者能在必要时将其转为住院治疗。

术前检查和指导

患者术前应进行常规检查,如血常规、尿常规、ECG、胸部 X 线、血清肌酐、血糖水平等。术前禁食、禁水应按照标准指南执行。患者术前应签署书面的知情同意书。

麻醉管理

整形外科手术的麻醉方法很多, 对于手术范围较小的浅表手术可采用局部麻醉(含或不含镇静),对于吸脂、乳房等手术可采用区域神经阻滞、椎管内麻醉及全身麻醉。

含或不含镇静的局部麻醉

面部手术,如肉毒杆菌注射、脂肪填充和面部年轻化,可在局部麻醉下进行。面部手术也可通过面部的神经阻滞来完成，如眶上神经、眶下神经、颧颞神经、颧面神经等。同样，手部手术也可通过局部麻醉技术来完成。较小区域的吸脂可在局部浸润麻醉下进行，如果患者不能耐受局部麻醉药注射，可追加少量短效镇静剂。这样能保证患者术后的快速恢复和尽早出院，但这项技术需要医生丰富的临床经验和专业知识，以确保对整个手术区域进行充分的局部麻醉，否则患者可能会发生过度镇静。

全身麻醉

吸脂手术和乳房手术通常需要全身麻醉。在日间手术中，丙泊酚是首选的麻醉诱导剂，因为其具有良好的恢复和止吐特性。患者可用气管插管，也可用喉罩(LMA)(用或不用肌肉松弛药)。术后镇痛可使用多模式镇痛技术。局部浸润麻醉在大多数整形外科手术中都有应用，这有助于减少麻醉药物的总体用量。

吸脂手术的注意事项

使用不同剂量的肿胀液(含局部麻醉药和肾上腺素)注入皮下，可促进平面形成。肿胀液的量取决于外科医生选择的操作技术。使用湿化技术时，需要注射 200~300mL 肿胀液，而使用肿胀技术时，则每毫升吸脂部位需注射 3~4mL 肿胀液。应仔细监测肿胀液的用量，因为注射大量局部麻醉药溶液会导致显著的代谢变化及容量过负荷，敏感患者甚至可能出现肺水肿。因此，容量管理在该手术中至关重要，应对所有液体的使用进行详细记录。在计算出量时，除常规进行失血量和尿量的记录外，还应计算吸出物的体积。使用肿胀技术的患者可从延长观察时间和使用利尿剂治疗(如有可能)中获益。利多卡因的总使用量也应被详细记录。

尽管有报道称，吸脂手术中给予利多卡因的安全剂量高达 50mg/kg，但最好将剂量限制在 35mg/kg 以下。在使用全身麻醉或局部麻醉的情况下，外科医生可不在肿胀液中添加利多卡因或尽量使用最低剂量。

向肿胀液中添加肾上腺素有助于止血，并能延缓局部麻醉药的吸收。然而,在心血管疾病和外周血管病变患者中应谨慎使用肾上腺素。

当全身麻醉复合局部麻醉浸润时，镇痛药和肌肉松弛药的需求均相对减少。

蛛网膜下隙阻滞

虽然脐以下区域的吸脂手术可通过蛛网膜下隙阻滞进行，但美国整形外科医师协会不推荐在办公室区域进行这种操作。如果需要的话,可使用小剂量的短效药物作为腰麻用药(如氯普鲁卡因),用于大腿和臀部的低容量吸脂。

区域神经阻滞

现在越来越多的病例是在神经阻滞下进行的。超声引导有助于特定神经的阻滞。阻滞操作可直接在局部麻醉下进行,也可在给予镇静或全身麻醉后实施。神经阻滞可提供持续时间更长的理想镇痛,并有助于减少使用镇痛药物,尤其是阿片类药物。

乳房手术

乳房美容手术通常首选全身麻醉。已有报道“清醒隆乳术”在部分地区使用,但大多数患者并不喜欢这种方式。各种区域阻滞技术,如胸段硬膜外、椎旁神经阻滞和肋间神经阻滞均有使用,但这些技术均是有创操作,也存在各自的并发症。胸壁神经阻滞(PEC)具有创伤小、并发症少的特点,因此这种技术在日间手术中可能更可取。

胸壁神经阻滞有两种类型。PEC-1 是在第 3 肋骨水平胸大肌和胸小肌之间注射 10mL 局部麻醉药。这种简单可靠的技术主要限于胸大肌部位的浅表手术。对于需要更深层解剖分离的手术，可使用 PEC-2 阻滞，即在第 3 肋骨水平的胸小肌和前锯肌之间的平面内再注射 10mL 局部麻醉药。这阻断了胸神经的外侧支(T2、T3、T4)。见图 11.1。

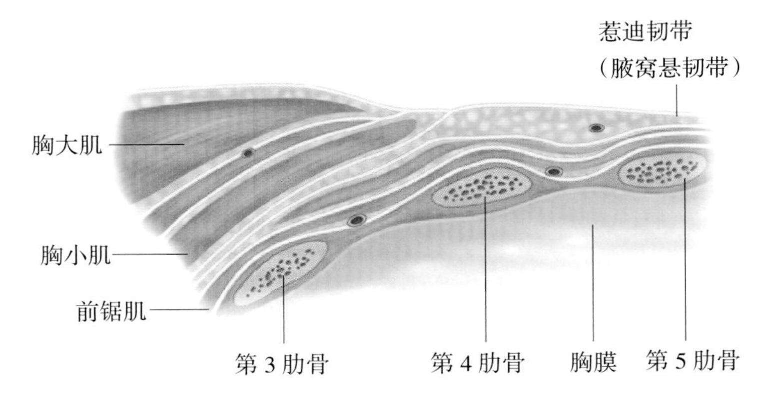

图 11.1 胸壁神经阻滞第4肋两步浸润法。第1步(肌肉之间):在胸大肌和胸小肌之间注射10mL,阻滞胸壁神经;第2步(腋窝内):在胸小肌和前锯肌下层注射20mL,阻滞肋间神经和胸长神经。

术后监护及出院

患者出院应遵循日间手术患者的出院标准。当患者符合以下标准时可出院:麻醉药物作用完全恢复,患者不感到困倦,可下地活动且无头晕,能进食和饮水,无术后恶心呕吐,手术部位无过多出血,能排便。所有注意事项均应以书面形式给出,并向患者解释清楚,患者应有家属或护理人员陪同。日间手术团队的目标应该是为前来接受择期整形外科手术的患者提供愉快舒适的体验,尽量避免术后并发症和再入院情况的发生。

总结

对非住院手术的需求量正在逐年增加,因此需要发展新的麻醉技术。日间手术麻醉的目标是提供安全、精确的麻醉,并将术后并发症和再入院率降至最低。在日间手术室成功开展此类病例需要专门的团队。为确保患者顺利和安全出院,外科医生、麻醉医生和所有参与患者护理的工作人员之间应密切配合。

(谭骁译 谭刚审校)

第 12 章
耳鼻喉科日间手术麻醉

Krishna Vora

耳鼻喉科的日间手术在世界范围内逐渐普及，近年来日间手术的范围有明显扩大。随着医疗费用的不断增长，日间手术已成为需要接受耳鼻喉手术患者的一种选择，且不影响所提供的服务质量。大量的耳鼻喉手术都是基于日间手术完成的。

12.1 耳部手术的麻醉

耳部分为以下 3 个部分。

- 外耳：耳郭、外耳道。
- 中耳：中耳腔、听小骨、肌肉、咽鼓管。
- 内耳：耳蜗、半规管。

对于麻醉而言，了解耳郭、外耳道和鼓膜的神经支配非常重要。这些神经将在耳部手术中给予耳朵局部麻醉时被阻滞。

12.2 耳郭解剖(图 12.1)

神经支配

- 耳大神经(C2、C3)支配外侧(前)面下 1/3 和内侧(后)面下 2/3

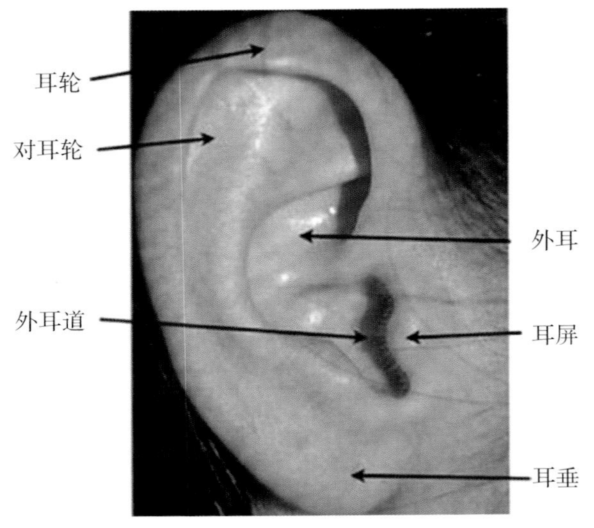

图 12.1 耳郭解剖。

的皮肤。

- 耳颞神经(第 5 脑神经)支配外侧(前)面皮肤的其余部分。
- 枕小神经(C2)支配内侧(后)面皮肤的其余部分。

12.3 外耳道(图 12.2)

外耳道神经支配

- 耳颞神经(第 5 脑神经)支配前半部分。
- 迷走神经耳支(Arnold、Alderman 神经)支配后半部分。

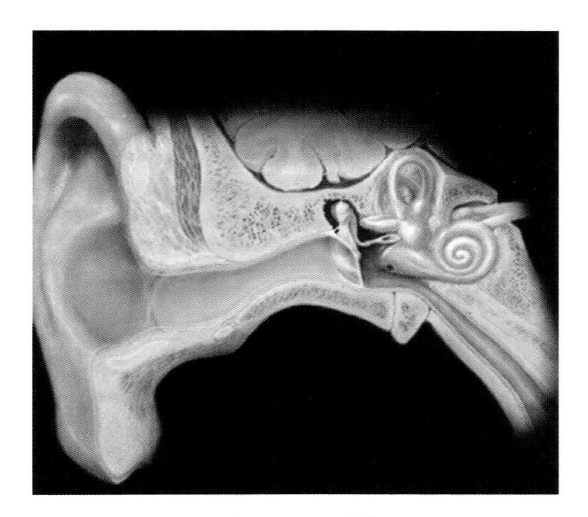

图 12.2　外耳道。

12.4　鼓膜(图 12.3)

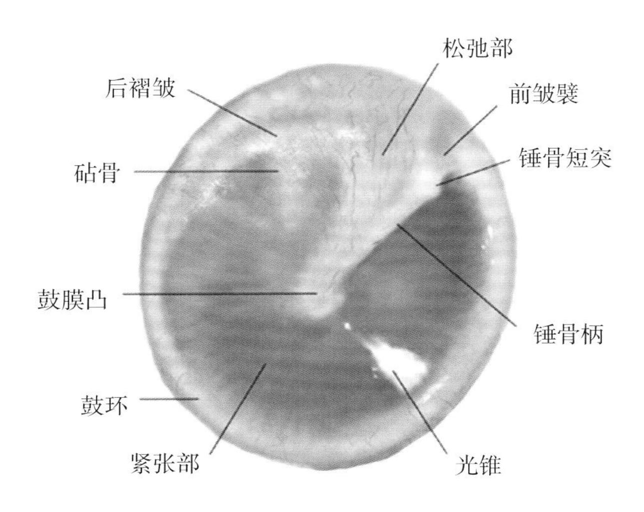

图 12.3　鼓膜。

12.5 鼓膜神经支配

- 内侧:鼓室神经丛(第9脑神经)。
- 外侧:耳颞神经(第5脑神经)支配前半部分,迷走神经耳支(Arnold、Alderman 神经)支配后半部分。

下列情况可能需要进行耳部麻醉:

- 耳部大裂伤或耳周皮肤的缝合术。
- 耳内异物取出术。
- 耵聍肉芽肿切除术。
- 耳道成形术。
- 鼓膜切开术。
- 鼓膜成形术。
- 鼓室成形术。
- 乳突切除术。
- 镫骨切除术。
- 听骨链重建术。

12.6 麻醉

使用4%利多卡因的局部麻醉可用于耳内异物取出术、耵聍肉芽肿切除术和鼓膜切开术等。将4%利多卡因注入耳道并保持10~15分钟,以麻醉耳道和鼓膜。

可使用浸润性局部麻醉药(如2%利多卡因、0.25%或5%布比卡因)。

12.7 麻醉药物作用持续时间

大多数耳科手术的时间不超过3小时,因此,用常用药物(如利多卡因）就足够了。利多卡因与肾上腺素的作用持续时间约为 4 小时，远超过多数耳道手术完成所需的时间。

12.8　麻醉药物最大剂量

2%利多卡因的最大使用剂量不应超过 4.5mg/kg，与肾上腺素一起使用时，最大剂量可达 7mg/kg。

选择局部麻醉药时，需要考虑的一个重要因素是患者对给予麻醉药的敏感性或过敏史。术前或术中镇静药物或抗焦虑药物可与局部麻醉药联合使用。

12.9　局部麻醉在耳部手术中的优势

局部麻醉是耳部手术常用的麻醉方法，与全身麻醉相比，其有许多优点。

- 其安全性优于全身麻醉。其可避免气管插管和气道远期并发症的发生，还可避免任何全身麻醉药相关的潜在的心肺并发症。
- 出血少（尽管大部分外科医生在全身麻醉时仍然使用注射的局部麻醉）。
- 术中能够评估患者听力并测试是否发生眩晕（尤其在镫骨切除术中具有优势）。
- 避免潜在的苏醒时间延长或苏醒躁动（在镫骨切除术和听骨链重建术中有优势）。
- 术后恶心呕吐较少。
- 医疗花费较少。

12.10　操作技术[1,3]

步骤 1：耳后皱褶区域注射（图 12.4）。

步骤 2~4：完成步骤 1 后不取下针头，将针头分别向 3 个方向进

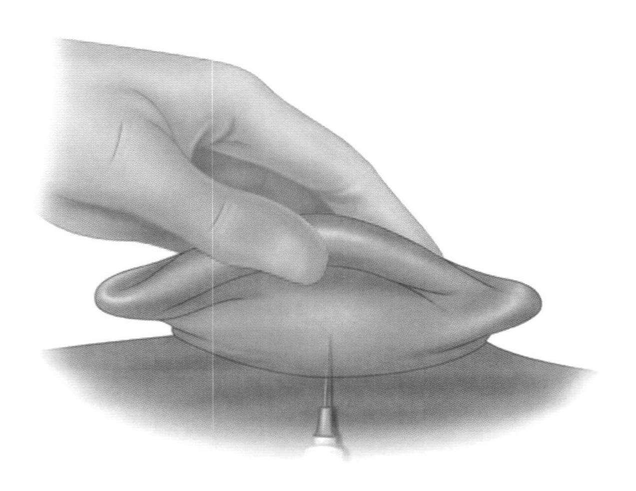

图 12.4 耳后区域注射。

针，即直接朝向外耳道后方、外耳道上方和外耳道下方（图 12.5）。

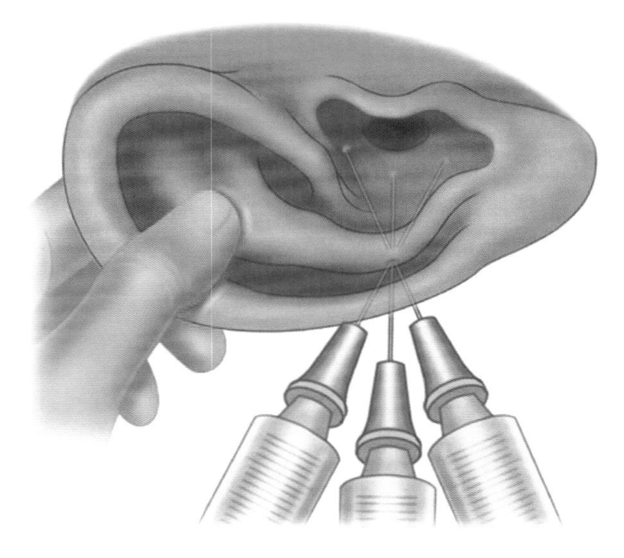

图 12.5 针头分别向 3 个方向进针。

步骤 5~8:依次注射耳道的 4 个象限(图 12.6 和图 12.7)。这种方法可麻醉外耳道,同时可达到对耳道皮肤和鼓膜的止血。在每个步骤的注射操作中都要小心,避免形成血肿或水疱,影响术中的伤口愈合或使鼓膜视野模糊。

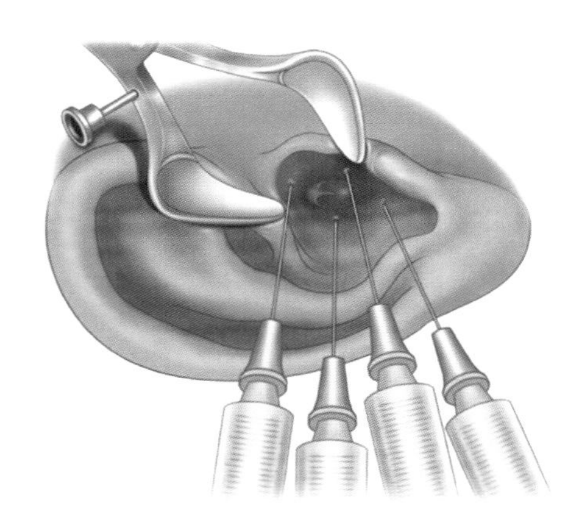

图 12.6　依次注射耳道 4 个象限。

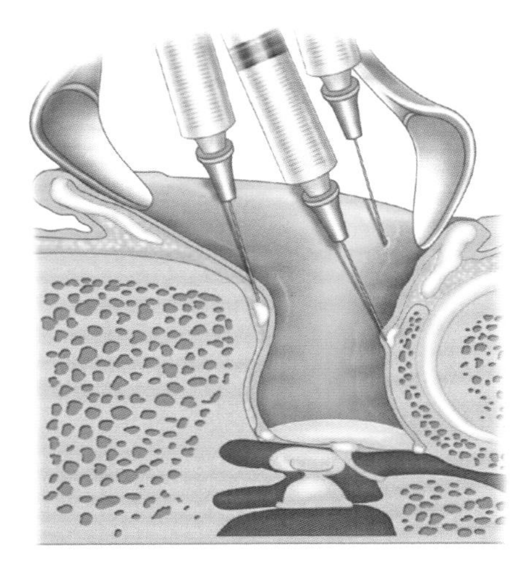

图 12.7　依次注射耳道 4 个象限。

12.11 鼻和鼻腔的麻醉[2]

一些日间手术中鼻部麻醉的适应证如下：

- 鼻内镜检查。
- 鼻骨骨折复位术。
- 鼻中隔成形术。
- 鼻腔填塞术。
- 鼻腔异物取出术。
- 鼻中隔脓肿切开引流术。
- 鼻中隔血肿切开引流术。
- 功能性内镜鼻窦手术。
- 内镜下泪囊鼻腔吻合术。

12.12 鼻部神经支配(图 12.8)

为了进行充分的局部麻醉，了解鼻部的感觉神经支配很重要。其可分为：①外鼻神经支配；②鼻黏膜神经支配。

1. 外鼻神经支配

- 外鼻及其皮肤内层由三叉神经的眼支和上颌支支配。
- 鼻的上部分由滑车上、滑车下神经(三叉神经的分支)和筛前神经的外鼻支供应。
- 鼻的下部和外侧部分由眶下神经支配。

2. 鼻黏膜神经支配(图 12.9)

- 鼻侧壁上内侧由筛前神经和筛后神经支配。
- 蝶腭神经节位于中鼻甲后部，支配后鼻腔。
- 鼻中隔由筛前神经和筛后神经支配。蝶腭神经节的鼻腭支也参与鼻中隔的感觉支配。
- 筛板上部分布着嗅觉特殊感觉纤维。

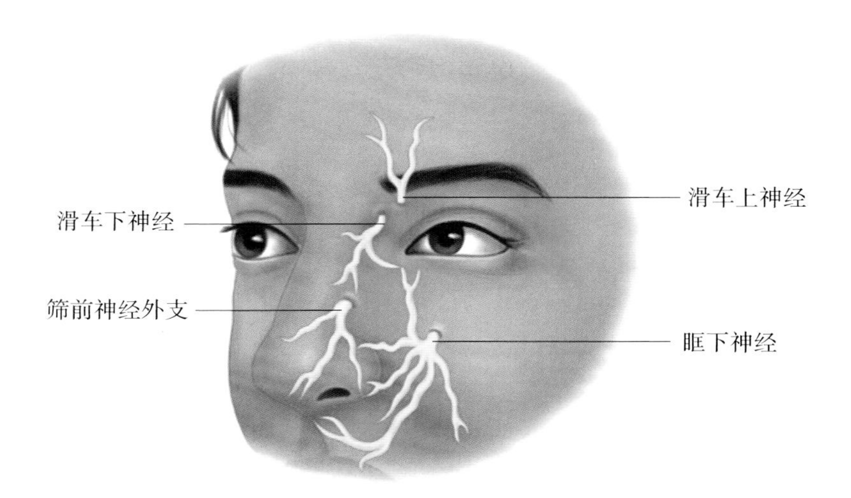

图 12.8　鼻部神经。

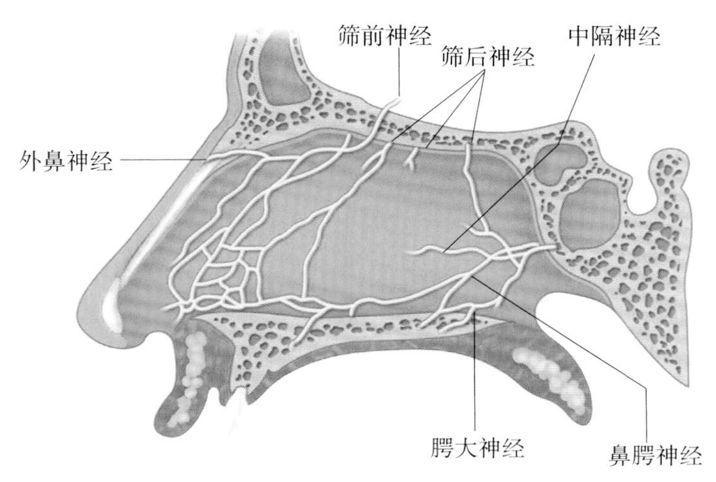

图 12.9　鼻黏膜神经。

12.13 鼻腔麻醉的不同方法

1. 局部麻醉或表面麻醉

其可通过局部使用4%的利多卡因溶液或10%的利多卡因喷雾剂完成。

- 10%利多卡因鼻腔喷雾剂的作用持续时间约为45分钟，因此，可用于诊断性鼻内镜检查、鼻腔填塞术。
- 4%的利多卡因浸润的纱布卷或棉团可用于鼻部小手术。首先填充鼻腔底部，然后是中鼻道部分，最后填塞额隐窝部位。利多卡因溶液中可添加肾上腺素，其能收缩鼻黏膜，延长药物作用时间。

2. 浸润麻醉

可使用2%的利多卡因加或不加肾上腺素进行浸润麻醉。该方法可用于鼻腔内手术，如鼻中隔成形术、FESS等。

3. 联合使用

有时联合使用这两种方法以提高患者鼻部手术的适应性。

12.14 注意事项

使用4%利多卡因局部麻醉的最大剂量不超过7mL。鼻腔填塞时，咽后壁的黏膜也同时被麻醉，患者在手术过程中可能会误吸血液和分泌物。因此，鼻部手术中定期进行口腔吸引非常重要。

12.15 口腔和咽部手术麻醉

(1)扁桃体切除术和腺样体切除术通常可按日间手术进行。手术在全身麻醉下完成，能配合的成年患者有时也可考虑进行局部麻醉。从麻醉角度而言，需要特别注意的是，外科医生和麻醉医生共用同一区域，因此，在手术中必须特别小心，避免气管导管移位或脱出。此外，术毕拔除气管导管前，必须确保血流动力学达稳态及患者完全清醒，以免误吸分泌物或血液。

(2)口腔组织活检、颊部白斑切除术和其他类似小手术，都可在2%利多卡因局部浸润麻醉下进行。

(3)支撑喉镜检查在全身麻醉下进行。这些通常是声带微小病变的诊断、活检和治疗性切除、异物取出等短小手术，出血量较少。为使喉部视野充分暴露，通常选择较小号的气管导管。因此，气管导管套囊必须充分充气，避免血液滴入肺内。

(4)诊断性纤维喉镜检查、频闪喉镜检查在10%利多卡因局部喷雾麻醉下进行。

(5)喉结构手术(如甲状腺成形术)在局部麻醉下进行，以评估术中发音。

12.16 术后护理

手术后，患者仅在生命体征(血压、心率和体温)稳定、神志清醒、饮水无呕吐、可排尿后才能出院。

(徐龙明译　耿志宇审校)

参考文献

1. Local and Regional Anaesthesia Techniques for Otologic (EAR) Surgery Alexander Bien, Richard Wagner, Eric Wilkinson.
2. Nose Anaesthesia Author: Devyani Lal, MD; Chief Editor: Meda Raghavendra (Raghu), MD.
3. Ear Anaesthesia Author: Daniel J Hutchens, MD, MS; Chief Editor: Meda Raghavendra (Raghu), MD.

第 13 章 眼科日间手术麻醉

Sushil Chouhan

目前,眼科手术常作为日间手术进行,且安全性可靠,其患者包括从青壮年到有合并症的老年人。良好的计划、标准的手术方案、详细的病史和对细节的关注,使白内障手术、青光眼矫正、眼睑手术等得以顺利进行。

麻醉技术在日间手术中起着至关重要的作用。局部麻醉药和佐剂在局部麻醉、表面麻醉和神经阻滞时的联合应用是日间眼科手术进行的重要保障。

综合监护麻醉(CMAC)通常适用于所有在局部麻醉下进行的眼科手术。

为了成功实施眼科麻醉,麻醉医生必须了解几个复杂的问题,包括眼内压(IOP)的调节、眼心反射的预防与处理、眼内气体膨胀的控制及对眼科操作中使用的所有药物的全身效应的认知。

13.1 眼部解剖

眼眶是颅骨中一个不规则锥体,底部在前,尖端指向后内侧。左右眼眶的内侧壁相互平行。眼球位于眼眶的前部,靠近眶上壁和外侧壁。

眼部肌肉包括 4 条直肌和 2 条斜肌。上、下、内、外直肌负责眼睛上、下、左、右运动。上、下斜肌帮助眼球旋转。4条直肌在眼球赤道前方插入眼球，形成一个圆锥体，同时形成两个间隙[即(a)中央间隙(球后间隙)和(b)周边间隙(球周间隙)]的界限。

眼部肌性锥体内的结构包括视神经、眼动静脉和睫状神经节。

三叉神经的眼支负责眼部感觉神经支配。第3、第4、第6脑神经支配眼球运动。面神经发出促进分泌的副交感神经纤维支配泪腺及鼻腭黏液腺。眼部血供来自颈内动脉的一个分支，即眼动脉。

13.2　眼内压

进行眼内手术时，眼内压应保持在正常范围内。手术中任何的眼内压升高都可能影响手术操作和导致眼内容物脱出。很多因素会影响眼内压。

升高眼内压的因素包括：

- 动脉或静脉压升高。
- 缺氧。
- 高碳酸血症。
- 麻醉药，如琥珀酰胆碱和氯胺酮。
- 喉镜检查和插管。

降低眼内压的因素包括：

- 动脉或静脉压下降。
- 低碳酸血症。
- 除氯胺酮外的静脉麻醉药物。
- 吸入麻醉药物。
- 非去极化肌肉松弛药。
- 乙酰唑胺和甘露醇等药物。

13.3　麻醉医生面临的挑战

- 眼球固定。

- 镇痛。
- 最大限度控制出血。
- 对药物相互作用的认知。
- 眼内压调节。
- 眼心反射的预防与处理。
- 眼内气体膨胀的控制。
- 顺利的苏醒。

13.4 眼部麻醉技术

1. 局部麻醉
- 表面麻醉。
- 结膜下麻醉。

2. 区域阻滞
- 面神经阻滞。
- 球后阻滞。
- 球周阻滞。
- 球筋膜下/球旁阻滞。
- 前房阻滞。

3. 全身麻醉

任何麻醉的目的都应该是眼球和结膜的完全性麻醉；麻醉后眼球(触感)正常或柔软。如果不需要眼球固定,表面麻醉和结膜下注射就足够了。如果需要固定眼球、眼睑和眼轮匝肌,可采用球后、球周或眼球筋膜下阻滞。

13.5 全身麻醉与局部麻醉

影响选择全身麻醉与局部麻醉的因素如下：
- 手术时长。

- 使用该技术的相对风险及获益。
- 患者的意愿。

13.6 术前评估

- 眼科手术患者是高危人群。
- 年龄两极化(高龄或婴儿)。
- 患者常有糖尿病、高血压和冠状动脉疾病等合并症。
- 既往住院史、手术史、过敏史和药物相互作用史。
- 必须了解目前的药物使用情况。
- 不宁腿综合征、震颤、幽闭恐惧症等情况可能会在手术过程中造成困难。术前应了解患者听力损失、言语障碍、沟通困难等方面的语言困难。同样,痴呆、阻塞性睡眠呼吸暂停等情况也可能增加手术的风险。
- 需要特别注意可能导致难以正确摆放手术体位的因素，如严重脊柱侧凸或端坐呼吸。
- 术前降低风险的策略包括戒烟，使用支气管扩张剂或类固醇治疗呼吸道梗阻,应用抗生素治疗合并的感染。
- 抗凝药物可能引起出血并发症,但根据出血的程度和可能性,应用抗凝药物是相对禁忌。
- 避免糖尿病患者的血糖水平大幅度波动。
- 长期接受类固醇治疗的患者应在术日服用其常态剂量的类固醇。

各种手术的首选麻醉技术如下：

1. 局部麻醉

- 翼状胬肉。
- 白内障。
- 青光眼。
- 角膜移植术。

- 泪囊鼻腔吻合术。
- 屈光性手术。
- 小型外眼整形手术。
- 小型前节手术。

2. 全身麻醉

- 儿科手术。
- 斜视手术。
- 眼眶外伤修复。
- 玻璃体视网膜手术。
- 大型眼部整形手术。

13.7 表面麻醉

成功进行表面麻醉的先决条件包括1名经过仔细选择的患者和1名技术非常熟练的外科医生。该技术有以下几个优点：

- 对生理状况没有影响。
- 不会导致术后恶心呕吐。
- 花费更少。

该技术无创且没有并发症。该技术在白内障超声乳化手术中越来越受欢迎。常用药物包括1%丁卡因、4%利多卡因和0.75%布比卡因。除镇静外，还需要静脉通路、供氧、局部NSAID和补液。

术前20~30分钟，每5分钟滴2~3滴局部麻醉药。效果持续30分钟。

13.8 结膜下注射

该麻醉操作是在表面麻醉的基础上，在结膜下靠近上缘处注射少量局部麻醉药(0.5mL)。其对眼球或眶周的运动神经没有影响。该操作简单而安全。

13.9　球周阻滞(最常用)(图 13.1)

(1)在球周间隙注射麻醉药。扩散到眼睑和其他间隙。

(2)产生眼球和眼轮匝肌固定和麻醉效果。

(3)药物。

- 1%利多卡因。
- 0.75%布比卡因。
- 透明质酸酶 5~7.5IU/mL。
- 肾上腺素 1:200 000。

(4)药量:8~10mL

(5)进针点:第 1 针注射于与眶底相邻并平行的下眼睑内 2/3 和外 1/3 交界处。第 2 针注射于眶上切迹的下内侧或内眦内侧。

(6)患者位置:仰卧,第 1 眼位。

(7)应用:白内障、青光眼、角膜病、玻璃体视网膜手术、斜视手术。

(8)优点:眼球损伤的概率低,视神经损伤的概率低。

(9)缺点:疼痛,结膜水肿,眼球固定效果弱于球后阻滞。

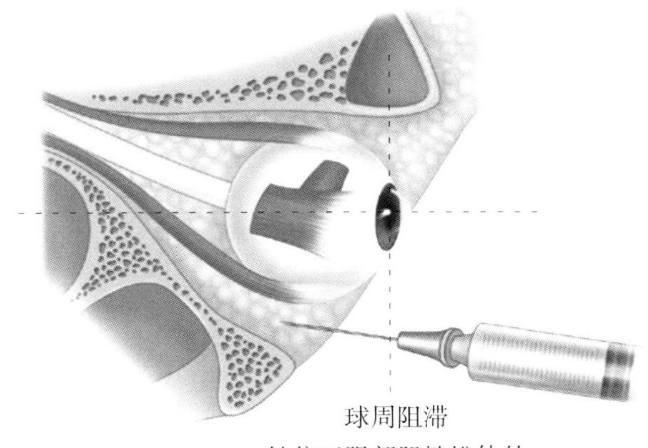

图 13.1　球周阻滞。

13.10 球后阻滞(图 13.2)

(1)注射到眼部肌性锥体内。

- 阻滞睫状神经和神经节。
- 阻滞第 3、第 4、第 6 脑神经。
- 提供:眼球固定和感觉消失。

(2)患者体位:仰卧,第 1 眼位。

(3)注射部位:眶下缘内侧 2/3 和外 1/3 交界点上方的下睑缘。

(4)进针方向:向后、向上、向内指向眶尖侧。

(5)药量:2~4mL。

(6)优点:眼球完全固定,瞳孔扩张,麻醉充分且起效快,所需药量最少。

(7)并发症:球后出血、穿透眼球、视神经鞘损伤、视神经萎缩、视力下降、视网膜血管闭塞、脑干麻醉、惊厥、眼外肌麻痹、三叉神经阻滞、眼心反射、呼吸停止。

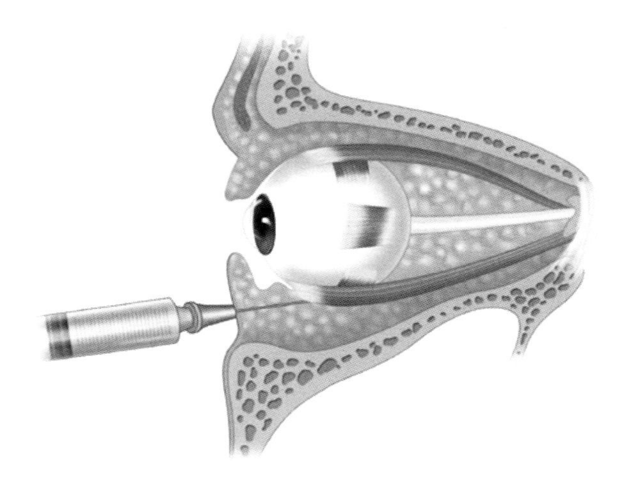

图 13.2 球后阻滞。

(8)禁忌证。

- 出血性疾病(球后出血的风险)。
- 高度近视(眼球穿孔)。
- 开放性眼外伤(可能导致眼内容物脱出)。
- 后巩膜葡萄肿。

13.11 球旁或球筋膜下阻滞

1. 优点

- 避免血管和视神经损伤。
- 需要麻醉药量较小。
- 虹膜和前节的麻醉效果更好。

2. 缺点

- 结膜下出血。
- 术后并发症较多。

13.12 额部(神经)阻滞

- 阻滞支配上眼睑的眶上神经和滑车上神经。
- 应用:上睑下垂手术。
- 进针点:眶上缘中点下方,经皮向眶顶方向。
- 药量:约2mL。

13.13 前房麻醉

- 药物:1%利多卡因(不含防腐剂或肾上腺素)。
- 应用:超声乳化白内障吸除术。

13.14 面(神经)阻滞

1. 目的

阻断眼轮匝肌的活动。

2. 应用

作为球后阻滞的辅助。

3. 类型

- Van Lint。
- O'Brien。
- Nadbath 和 Rehman。
- Atkinson。

13.15 局部麻醉的并发症

- 局部麻醉药血管内注射。
- 过敏反应。
- 球后出血。
- 结膜下水肿。
- 眼球穿透/穿孔。
- 扩散到中枢神经系统。
- 脑干麻醉。
- 视神经损伤。

13.16 眼科手术的全身麻醉

1. 适应证

- 儿童和婴儿。
- 焦虑和不合作的患者。

- 智力迟钝的成人。
- 患者的意愿。

2. 目标

- 镇痛。
- 遗忘。
- 意识丧失。
- 适当的骨骼肌松弛。

3. 优点

- 安全的手术环境。
- 眼球完全固定。
- 眼内压可控制。
- 用于双侧手术。
- 避免局部麻醉的并发症。

4. 全身麻醉的并发症

- 缺氧。
- 喉痉挛。
- 呼吸抑制。
- 吸入性肺炎。
- 心律失常。
- 低血压/高血压。
- 惊厥。
- 躁动。

13.17 眼心反射

这是一种三叉神经迷走神经反射。神经传入冲动由睫状长神经和睫状短神经传入睫状神经节和半月神经节，沿三叉神经眼支，上传到第四脑室的主感觉核。传出神经为迷走神经。诱发这种反射的因素是对肌肉的牵拉和对眼球的压力（肌肉手术、视网膜脱离修复、眼球摘除)。不良反应包括心动过缓、二联律、异位节律、结性心律、房室传导阻滞和心脏停搏。其他影响因素包括术前焦虑、全身麻醉深度不足、缺氧、高碳酸血症、高龄(迷走神经张力增加)。必须监测心电图。处理方法是停止刺激,维持适当的通气和麻醉深度,以及注射阿托品。

13.18　眼内气体膨胀

在视网膜脱离修补术中,外科医生注入一个气泡,通过压力作用保持视网膜的位置。这个气泡将在5天内被吸收。全身麻醉中使用的一氧化二氮(N_2O)在空气中溶解性更强,一氧化二氮扩散到空气气泡中,使其变大,从而增加眼内压。一些医疗中心应用六氟化硫(SF_6)和八氟化碳代替空气气泡,因为它们的可溶性低于氮气(N_2)或一氧化二氮,而且作用时间更长(10天)。这些都是不溶于水且不易扩散的惰性气体。在所有这些手术中,必须在注入气体前至少20分钟停用一氧化二氮。这些患者在航空旅行中有手术眼失明的风险。

总结

眼科手术的麻醉包括一些复杂的问题,麻醉医生必须记住这些问题,例如:

- 维持眼内压。
- 预防眼心反射。
- 控制眼内气体膨胀,处理眼科药物的全身效应。

此外,必须根据每名患者的特点进行个体化处理。

(陶一帆译　李小葵审校)

第 14 章
口腔科日间手术麻醉

Amit Jagtap, Veni Jagtap

目前，口腔科日间手术中使用最广泛的镇痛方法是区域阻滞和局部麻醉。这些方法不仅可使患者镇静，还可减轻口腔治疗中最重要的方面，即患者的恐惧。

口腔科手术的局部麻醉可分为神经阻滞、区域阻滞、局部浸润、牙周膜注射及表面麻醉。

1. 神经阻滞

这是一种通过在神经主干附近注射局部麻醉药来获得局部麻醉效果的方法。

2. 区域阻滞

该方法是将局部麻醉药注入较大的末梢神经附近，从而麻醉神经支配的整个区域。

3. 局部浸润

该方法是将局部麻醉药注射到神经末梢，以麻醉小部分区域。

4. 牙周膜注射

该方法是将局部麻醉药在一定的压力下注入上颌或下颌牙齿的牙周膜，实施一个牙位的麻醉。一次只麻醉一个牙位。

5. 表面麻醉

该方法是直接将局部麻醉药涂于完整黏膜或擦伤的皮肤表面，使游离的神经末梢无法感受刺激。

14.1 上颌麻醉方法

1. 口内麻醉方法
- 局部浸润。
- 终末分支阻滞。
- 眶下神经阻滞。
- 上牙槽后神经阻滞(PSA)。
- 鼻腭神经阻滞。
- 腭前神经阻滞。
- 上颌神经阻滞。

2. 口外麻醉方法
- 眶下神经阻滞(上牙槽前神经和上牙槽中神经)。
- 上颌神经阻滞。

14.2 口内麻醉方法

局部浸润

此技术适用于仅需麻醉黏膜及黏膜下结缔组织，可用于切皮或进针前。

方法:用1个1英寸(1英寸=2.54cm)25号的针头刺入黏膜,进入麻醉区域的结缔组织,缓慢注入麻醉药浸润周围区域。

终末分支阻滞

此技术适用于上颌1个到2个牙位或上颌部分区域的麻醉。此技术只能用于上颌的原因是上颌骨具有多孔性。下颌骨骨性致密,所以此技术无法麻醉下颌骨的终末神经。

方法:有5种方法麻醉终末神经分支。

附骨膜注射

此技术又称“骨膜上阻滞”，需要沿着骨膜注射麻醉药。用 1 英寸 25 号的针头刺入黏膜及其结缔组织，直到和骨膜轻微接触，注入麻醉药。也可从颊黏膜皱褶或唇黏膜皱褶进针，触及骨膜，针尖位于牙根尖上方，缓慢注射 2mL 麻醉药。此技术可以麻醉切牙、尖牙和前磨牙。

骨内注射

此技术是将麻醉药直接注入骨骼内。最大的缺点是注射痛及针头折断风险，因而此技术并不常用，仅在上牙槽后神经阻滞和眶下神经阻滞失败时应用。

方法：麻醉根尖周围的组织并切开至牙槽骨。在骨上钻孔，将 1 英寸 23 号针头刺入骨孔内，注入麻醉药。

牙间隔注射

此技术对于儿童和年轻成人最有效。将 23~25 号针轻压刺入需要麻醉的牙齿两侧薄而多孔的间隔骨质，注入局部麻醉药。

牙周膜注射

此技术是将麻醉药注入牙周韧带（PDL）来麻醉单个牙位。用 25、27、30 号针穿过牙龈沟到达牙周韧带，注射时需要对抗压力。

髓内注射

一旦牙髓腔暴露，可用 25 号针头直接到达手术部位并注射麻醉药。可把针头弯曲一定的角度，以便于到达牙髓腔。

眶下神经阻滞

眶下神经阻滞的神经包括眶下神经、上牙槽前神经和上牙槽中神经、眶下神经的下睑支、鼻外侧支和上唇支。此技术麻醉的区域是切牙、尖牙、双尖牙和第一磨牙近中颊根、牙槽骨、软组织、上唇、下眼睑和同侧部分鼻。

此阻滞技术适用于中线同侧5颗上颌前牙进行的任何手术。进针可沿双尖牙入路或中切牙入路。

方法

患者头部上仰,使上颌咬合平面与地面成45°夹角。触及眶上和眶下切迹。设想一条线经过这些切迹,连线应经过瞳孔、眶下孔、双尖牙和颏孔。在眶下切迹下0.5cm处,可触及眶下孔的凹陷。操作者将左手拇指放在眶下孔上,用示指牵拉患者上唇,露出唇颊沟。用1个5/8英寸25号针平行于上述假想线(双尖牙入路)进针,在唇平面上5mm,穿过尖牙窝。

如果是中切牙入路,应从中切牙冠近中切角到远中切角中间,在距唇颊沟黏膜5mm处进针。针头穿透不应超过3/4英寸,缓慢注入2mL局部麻醉药。主观症状是上唇刺痛和麻木,下眼睑和鼻翼也会受到影响。

PSA:上牙槽后神经阻滞

PSA麻醉的神经是上牙槽后神经,影响上颌磨牙(除第一磨牙近中根)、颊侧牙槽突及其黏膜。此技术适用于磨牙及其支持组织的手术操作。进针穿透黏膜、牙槽组织、颊脂垫和颊肌后纤维。针尖位于上颌骨后表面的后部,翼外肌前缘的前外侧,翼静脉丛的前部。

方法

上颌咬合平面与地面成45°角,操作者将示指在患者颊黏膜皱褶上从前磨牙区向后方移动直至触及颧突。将指尖放置在黏膜皱褶的凹陷处,旋转指甲,使其与颧突后表面根部的黏膜相邻。此时手指应与患者上颌牙齿的咬合面成直角。示指与进针入路平行。用持笔式的15/8英寸25号注射针向上、向内、向后进针1/2~3/4英寸。在两个平面上进行回吸,然后缓慢注入局部麻醉药。此阻滞方法没有主观症状。

鼻腭神经阻滞

鼻腭神经阻滞的区域是硬腭的前部和双尖牙以前的覆盖组织。

此技术适用于腭部麻醉,也可用于眶下神经阻滞的补充,加强 6 颗上颌切牙的镇痛,以及完善鼻中隔的麻醉。

方法

此技术注射时非常疼,因而需要预注射。用 1 个 1 英寸的 25 号针头刺入上颌中切牙之间的唇系带组织,针与唇平面成直角,直到遇到阻力,注入 0.25mL 局部麻醉药。然后将针沿唇牙槽板重新刺入乳头嵴,进入切牙孔,在切牙孔处进入切牙管 0.5cm,注射 0.25~0.5mL 局部麻醉药。主观症状包括硬腭麻木。

腭前神经阻滞

此阻滞方法和上牙槽后神经阻滞或上牙槽中神经阻滞一起使用,适用于腭部麻醉。其也用于硬腭后部的手术。

方法

从对侧进入腭大孔。用 1 英寸 25 号针头垂直腭骨弧度进针。注射 0.25~0.5mL 局部麻醉药。主观症状包括硬腭后部麻木。

上颌神经阻滞

此技术适用于需要对整个上颌神经分布区域进行麻醉手术时,也可用于因局部感染无法实施终末分支神经阻滞时。其还可用于诊断和治疗目的,如三叉神经上颌分支的抽动/神经痛。

方法

(1)高位上颌结节注射:和上牙槽后神经阻滞相同,除了进针深度提前标记到 1/4 英寸。

(2)腭大管注射方法。

14.3　口外麻醉方法(不常用)

眶下神经阻滞

此技术适用于因感染或创伤无法进行口内入路，或者口内局部麻醉方法无效时。

上颌神经阻滞

此技术适用于需要对整个上颌神经分布区域进行麻醉手术时，也可用于因局部感染无法实施终末分支神经阻滞时。其还可用于诊断和治疗目的，如三叉神经上颌分支的抽动/神经痛。

下颌麻醉方法

1. 口内麻醉方法
- 经典的下牙槽神经阻滞。
- 下颌神经阻滞。
- 舌神经阻滞。
- 颊长神经阻滞。
- 颏神经阻滞。
- 切牙神经阻滞。
- 终末分支神经阻滞。
- 局部浸润。

2. 口外麻醉方法
- 下颌神经阻滞。
- 颏神经和切牙神经阻滞。
- 局部浸润。

14.4 口内麻醉方法

经典的下牙槽神经阻滞

此技术适用于下颌所有牙齿的镇痛、下颌牙齿手术和下颌第一磨牙前部到前磨牙后部牙槽突的手术操作，也可用于某些诊断和治疗。

方法

使患者的体位处于下颌骨与地面平行，操作者用左手示指或拇指触及患者颊黏膜皱褶。向后移动，直至触及下颌骨升支前缘的外斜线。继续移动，直至到达最大的深度，即下颌切迹。再向舌侧移动，穿过磨牙后三角区和内斜线，然后到颊侧推颊脂垫，以更好地暴露内斜线、翼下颌韧带和颞下凹。用示指在口外按住升支。用 15/8 英寸 25 号针平行于下颌牙的咬合平面，从口腔另一侧刺入，穿过颞下凹处的组织进入翼下颌间隙。进针至针头的一半长度，同时要求患者保持张大嘴。当触及升支内面时，针尖回撤 1mm，回吸后注射 1~2mL 麻醉药。针回撤一半长度，改变方向，到达同侧口角，注入剩余的局部麻醉药麻醉舌神经。主观症状包括下唇和舌尖麻木。

下颌神经阻滞（Gow Gates 阻滞）

此技术适用于下颌牙齿的手术和外科操作，以及颊和唇软组织麻醉或舌软组织麻醉。

方法

从口角到耳屏切迹画一条假想线。触诊下颌骨升支前缘，以识别颞肌的肌腱。在肌腱内侧进针穿过黏膜，指向假想线。针尖触及髁突颈部凹陷区域，注射局部麻醉药（最深 25~27mm）。一旦触及骨质，则回撤针。

此技术的主要优点是其只用一次穿刺就能麻醉整个下颌神经的分布区域。

舌神经阻滞

此阻滞技术适用于舌前 2/3、口底及舌侧黏膜的手术。

方法

使患者的体位处于下颌骨与地面平行。操作者用左手示指或拇指触诊患者颊黏膜皱褶。向后移动，直至触及下颌骨升支前缘的外斜线。继续移动，直至到达最大的深度，即下颌切迹。再向舌侧移动，穿过磨牙后三角区和内斜线，然后到颊侧推颊脂垫，以更好地暴露内斜线、翼下颌韧带和颞下凹。用示指在口外按住升支。用15/8英寸25号针从同侧口角进针,注射局部麻醉药以麻醉舌神经。主观症状包括下唇和舌尖麻木。

颊长神经阻滞

此阻滞技术的适应证包括对下颌颊黏膜的手术和补充下牙槽神经阻滞。

方法

用1英寸25号针刺入第三磨牙远端的颊黏膜,注射0.25~0.5mL麻醉药。

颏神经阻滞

此技术适用于下唇或黏膜、颏孔前唇黏膜皱褶的手术。

方法

大约于前磨牙的根尖位置,用1个1英寸25号针头刺入唇黏膜皱褶。穿透组织,直至轻触第二前磨牙根尖稍前方的下颌骨膜。注射0.5~1mL局部麻醉药。主观症状包括注射侧下唇刺痛和麻木。

切牙神经阻滞

此阻滞技术适用于颏孔前部下颌骨及唇侧下颌组织的手术。操作方法类似于颏神经阻滞,但是需要刺入颏孔内。

终末分支神经阻滞

此阻滞技术用于6颗前牙的麻醉, 包括上颌骨周围注射和骨内注射。

局部浸润

当进行局限的软组织手术仅需要麻醉一部分黏膜时, 可用局部浸润麻醉。其也被用作其他注射前的准备,以免进针刺痛。

方法

用 1 个 1 英寸 25 号针头刺入黏膜下组织,浸润麻醉此区域。

14.5 口外麻醉方法

此方法不常用,仅用于整个下颌骨神经及其分布区域需要用一针同时麻醉时,也用于感染或创伤使麻醉困难或难以评估麻醉效果时。

14.6 清醒镇静

由于害怕、焦虑或恐惧,许多患者即使实施了局部麻醉,在心理上也无法承受口腔科治疗。“晕针”、极度恐惧、儿科患者等都需要使用清醒镇静。

目的:改变患者的情绪,同时患者必须保持合作。患者的疼痛阈值被提高,而所有的保护性反射仍保持活跃。生命体征应该有轻微或没有变化,但可能出现不同程度的遗忘。

14.7 实施方案

1. 吸入

其优点是可靠且方便,起效迅速且恢复快。其唯一的缺点是效能弱。

2. 口服

这种方法最方便但同时也最不可靠。

3. 肠道外方法

此方法可以静脉注射、肌内注射或皮下注射。其起效迅速,需要的设备少,药物剂量可控。

可选的药物和方法如下。

(1)一氧化二氮——吸入技术。一氧化二氮的使用浓度不能大于

50%。

(2)巴比妥类药物,使用超短效巴比妥类药物。常用的药物包括硫喷妥钠、硫戊比妥钠(Surital)、美索比妥钠(Brevital)。给药方式仅为静脉注射。

(3)短效巴比妥类药物,包括戊巴比妥(Nembutal)和司巴比妥(Seconal)。除静脉注射外,也可口服、直肠或肌内注射。

(4)精神镇静类药物,包括氯丙嗪或丙嗪、奋乃静/隆帕嗪/丙氯拉嗪、甲丁双脲/非那二醇、安定/地西泮/劳拉西泮/奥沙西泮。这些药物会对中枢神经系统产生抑制作用而产生镇静作用。可口服、皮下注射、肌内注射或静脉注射。

(5)麻醉药,包括阿片类药物、海洛因、哌替啶、芬太尼,但这些都不常用。

(高玲译 杨旭东审校)

第 15 章
普外科常见的神经阻滞

Shagufta Choudhary, M. M. Begani, Dheeraj V. Mulchandani

近年来,麻醉学尤其是神经阻滞技术得以迅猛发展。熟练掌握解剖的基础上可选择性阻滞特定的神经，从而为手术区域提供精准麻醉。神经阻滞定位经历了利用解剖标志、外周神经刺激器定位、超声引导下神经阻滞 3 个阶段的发展。超声阻滞的优势在于能精准定位单一神经及其解剖变异,实时注药的同时进行图像记录,对于复杂合并症的高危患者,可不受解剖和生理条件的干扰。这促使“选择性麻醉”成为阿布舍克(Abhishek)日间手术中心的基本技术。

阿布舍克日间手术中心的大部分手术都是在局部麻醉伴或不伴轻度镇静下完成的,但该技术需要患者的配合,因此操作前应与患者沟通,向其解释术中可能是清醒的,取得患者的配合和知情同意。这样一来,可避免术中过度镇静,以免延长患者恢复时间。而镇静深度可根据患者的情况进行滴定。

手术中心建议患者入院前尽可能提前 3~4 小时自行在手术部位涂抹 EMLA 乳霜(一种局部麻醉药的共晶混合物),以减轻注射痛。

注射局部麻醉药时,操作宜轻柔,建议使用 27G 针头,以减轻患者的疼痛和创伤。尽管如此,对敏感部位(如肛管)进行注射,有必要给予轻度镇静药、抗焦虑药或者短效催眠药(丙泊酚等),以提高患者耐受程度。一旦局部麻醉药起效,尽管全程清醒,患者也可接受手术操作。

手术中心常用的神经阻滞技术列举如下。

15.1 肛门环状阻滞

正如其名,这是一种围绕肛门进行的皮下阻滞。患者通常采取截石位或者折刀位,并要在充分镇静的条件下完成。选取 27G 针头,在肛门的 3 点、6 点、9 点和 12 点方向注射 20mL 局部麻醉药。在注射时,操作者应将手指伸入直肠,以免直肠黏膜穿孔。

15.2 阴部神经阻滞

阴部神经起自 S2、S3、S4 神经根,是阴部神经丛中最大的神经,包括感觉神经、自主神经和运动神经。阴部神经发出 3 支,即直肠神经、会阴神经和阴茎或阴蒂神经。直肠下神经支配肛门外括约肌和肛门周围皮肤。

阴部神经阻滞:患者取截石位,操作者先触到坐骨棘,将 5~10mL 局部麻醉药经皮穿刺注射到坐骨棘后方,继续进针 1~1.5cm 穿过骶棘韧带,回抽无血后注射 5~10mL 局部麻醉药。同样的方法可阻滞对侧的阴部神经(图 15.1)。

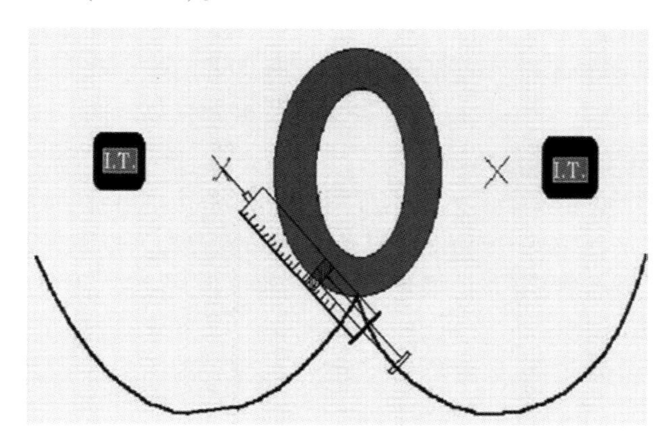

图 15.1 阴部神经阻滞的注射部位。

15.3 疝手术阻滞

疝手术阻滞的原则是阻滞髂腹下神经、髂腹股沟神经及系带结构,以便充分麻醉,满足开放疝手术的需要。采用 1.5 英寸的27G 针头沿着切口皮下注射 5mL 局部麻醉药,然后将针头退至皮内并进一步浸润切口, 继续推进针头到达皮下深部组织并注入 10mL 局部麻醉药。髂腹下神经和髂腹股沟神经阻滞于髂前上棘上方向内 2cm 处进针,将 5mL 局部麻醉药呈扇形注射直至腹外斜肌,然后继续进针直至突破腹内斜肌后注射 2~3mL 局部麻醉药。系带结构的阻滞是通过将 5mL 局部麻醉药直接注射在与腹股沟管浅环相连的系带处实现的。在耻骨结节处注射 2~3mL 局部麻醉药有助于减轻术后补片缝合处的疼痛。术中根据切口处局部麻醉药的浸润程度和组织的深度不同,可能需要追加局部麻醉药到腹外斜肌处。

15.4 踝关节阻滞

简单的踝关节阻滞可用于足部、脚趾处的各种手术(图 15.2)。

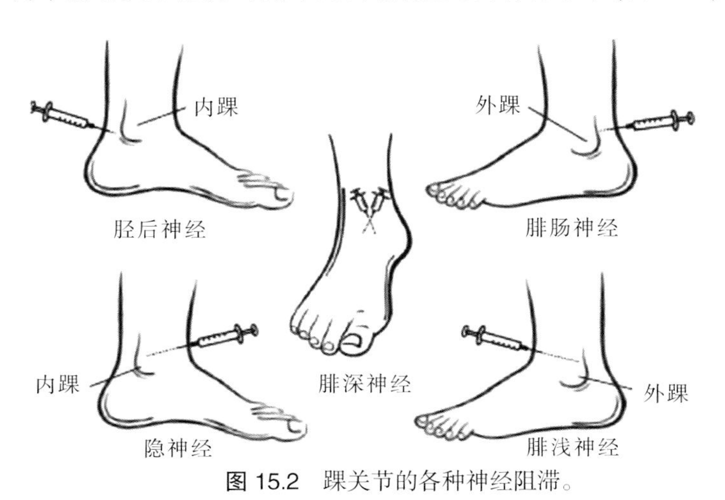

图 15.2 踝关节的各种神经阻滞。

坐骨神经的分支，如腓浅神经、腓深神经、胫后神经、腓肠神经和隐神经被阻滞。

腓浅神经阻滞

在胫骨嵴处进针，针尖指向外踝，注入 5mL 局部麻醉药。

腓深神经阻滞

在踇长伸肌和肌腱外侧凹陷处进针，针尖触到骨面后回退 1mm，注入 2~3mL 局部麻醉药。

胫后神经阻滞

在内踝后方的凹陷处进针，针尖触到骨面后回退 1mm 或 2mm，注入 2~3mL 局部麻醉药。

腓肠神经阻滞

在外踝后方进针，针尖指向跟腱表面，注入 5mL 局部麻醉药。

隐神经阻滞

在内踝处进针，针尖分别指向跟腱表面和胫骨嵴，注射 5mL 局部麻醉药。

15.5 阴茎神经阻滞

阴茎神经阻滞最常用于包皮环切术，当然也可见于其他手术。操作时要避免误伤阴茎背血管。操作方法之一是朝耻骨联合方向进针，在其下方越过耻骨联合后先在前方注射局部麻醉药，然后向腹侧重复注药，以便在阴茎体周围形成环形阻滞。特别需要注意的是，阴茎神经阻滞要避免使用肾上腺素，以免因血管收缩造成缺血性坏死。

15.6　颈浅丛神经阻滞用于淋巴结切除

患者取仰卧位,头部轻微抬高,脸转向对侧。消毒铺巾后,从胸锁乳突肌后缘,乳突与 C6 横突连线中点处进针。进针约 1cm 后分别向头侧、尾侧和水平方向进行扇形阻滞。预先最好给予少量镇静药以减少患者的不适感。颈浅丛神经阻滞用于颈部前外侧和耳后区域的手术麻醉,如颈部淋巴结切除术。但如果阻滞不全,可能需要医生在术中追加局部麻醉药。

15.7　区域阻滞

除了上述这些神经阻滞,我们还采用各种区域阻滞来切除囊肿和肿物。在区域阻滞中,局部麻醉药不是对单一神经阻滞,而是完成了对整个术野的浸润阻滞。区域阻滞完善,患者就能耐受手术。但操作者还是要动作轻柔,因为患者没有接受全身麻醉,通常是清醒的。区域阻滞看似简单,但能让患者在清醒时接受药物注射也是一门技术。以局部麻醉为主要麻醉手段时,要注意下列注意事项。

15.8　局部麻醉的注意事项

应做到

(1)向患者解释局部麻醉的过程:患者的合作很重要,不愿配合的患者并不适合进行局部麻醉。

(2)询问过敏史:尽管局部麻醉药过敏很罕见,但还是要警惕。在手术前给予小剂量局部麻醉药进行过敏测试并没有坏处。

(3)操作时要做好生命体征的监测,做好复苏和改为全身麻醉的准备。

(4)动作要轻柔。

(5)注射药物前回抽。

(6)注意局部麻醉药的总用量。必要时小量分次注射药物有助于减少局部麻醉药的总用量。

(7)待局部麻醉药起效后再开始手术。

(8)遇到瘢痕组织,可试着加入碳酸氢钠或透明质酸酶,可有助于局部麻醉药向周围组织更好地扩散。

(9)必要时,可辅以镇静药或静脉注射镇痛药。

应避免

(1)不要向血管内注射药物。注射药物前必须回抽。

(2)不要着急。切皮前检查麻醉效果。

(3)不要排除局部麻醉药无效的可能性。

(4)不要在需要局部麻醉的区域以外注射药物。

(5)不要在阻滞区域以外进行手术。

(6)当有需要时,及时补充麻醉药。

通过这些预防措施,我们在局部麻醉下,辅以轻度镇静,完成了大部分日间手术。这样可在缓解疼痛的同时,避免了头晕、恶心呕吐等全身麻醉的不良反应,提高了患者满意度。

(池叶楠译 董锡臣审校)

第 16 章
术后恢复和出院

Shagufta Choudhary

进行日间手术的目的主要是缩短患者的住院时间，关键在于实现患者快速平稳的恢复，避免发生并发症和不良反应。日间手术的患者应当从手术平稳过渡到术后和出院，这样可尽量减少对患者生理状态的影响，为患者提供舒适的医疗体验。只有当我们拥有专门制订的围术期管理指南时才能实现上述目标。

麻醉和手术的恢复受多重因素影响，如：

1. 手术的种类、范围和创伤程度

短小手术和微创手术恢复得更快。

2. 麻醉的方式和麻醉药物用量

局部麻醉和区域阻滞的恢复速度快于全身麻醉。患者的焦虑程度同样重要，术前心理准备完善的情绪放松的患者通常麻醉药物需求量较少，恢复得更快。

3. 患者的合并症

患有合并症的患者较健康患者恢复得较慢。

手术和麻醉的恢复主要包括以下 3 个阶段。

1. 第一阶段恢复

当患者苏醒并恢复保护性反射时即完成第一阶段恢复。在这一阶段，患者从手术室被转至麻醉恢复室(PACU)。麻醉恢复室是加强监护单元，拥有连续性监测设备和专职医护人员。使用改良 Aldrete

评分(表 16.1)评估合格后,患者将从麻醉恢复室转入第二阶段恢复。

现代麻醉药物和技术的进步极大地加速了患者的恢复过程,许多患者离开手术室即达到第一阶段恢复水平。此类患者和局部麻醉手术的患者可跨越第一阶段恢复直接进入第二阶段恢复过程。

尽管如此,对于那些需要继续监护的患者仍然需要在麻醉恢复室完成第一阶段恢复。

2. 第二阶段恢复

于患者出院前完成第二阶段恢复。第二阶段恢复的场所应当离日间手术室较近且拥有相应的监护设备,能够处理如出血和心血管意外等紧急情况。对于患者是否口服液体和排便并无强制要求。行小手术的低危患者不用评估也可办理出院。应当以口头或书面形式告知患者及其陪护人员相关注意事项,当出现紧急情况时应当在何时

表 16.1 改良 Aldrete 评分法

呼吸	2 能够进行深呼吸	1 呼吸困难/浅呼吸和咳嗽	0 呼吸暂停
氧饱和度	2 呼吸空气氧饱和度维持在 92%以上	1 需要吸氧氧饱和度才能维持在 90%以上	0 吸氧状态下氧饱和度低于 90%
意识	2 完全清醒	1 呼之能应	0 无反应
循环	2 血压较术前 ±20 mmHg	1 血压较术前± 20~50 mmHg	0 血压较术前 ±50mmHg
活动	2 能够自主或听从指令活动四肢	1 能够自主或听从指令活动两个肢体	0 肢体不能活动

评分≥9 分方可从恢复室转出。

Aldrete JA. The post-anesthesia recovery score revisited. J Clin Anesth. 1995; 7(1): 89-91

联系何人。当患者需要重新入院时,应当能够提供病房,尤其是对于独立的日间手术单元。应当为患者提供完善的引导和诊疗服务。

3. 后期恢复

后期恢复指患者术后从体能、生理和心理上完全恢复。此阶段可能持续数周至数月不等。

16.1　日间手术后出院

术后无并发症且尽早出院是日间手术成功的标志。如果日间手术患者因疼痛、头晕、恶心呕吐、出血等并发症的影响延迟出院,抑或因上述并发症需要重新入院,那么将失去日间手术的意义。日间手术团队应当在术前即预见此类可能影响日间手术出院的因素, 并采取积极的措施进行干预。如此可使患者实现从医院到家庭的平稳过渡并使患者满意。按照明确的书面的出院标准,护理人员即可判断患者是否能够出院。最常用的出院标准是 PADS 评分系统。传统的标准如出院前能够进食和排便等已不再适用。这些标准已经从 PADS 评分系统中移除。

PASDS 评分基于以下 5 个标准:生命体征、活动水平、恶心呕吐、疼痛和手术出血(表 16.2)。

16.2　并发症

疼痛

疼痛是最常见的主诉。多模式镇痛可通过不同的作用机制减轻疼痛,减少阿片类药物的用量,进而减少其相关不良反应的发生。多模式镇痛下镇静、恶心和呕吐的发生率较低,因此可避免由此类因素导致的患者出院延迟。可提前静脉给予对乙酰氨基酚。局部区域阻滞可很好地控制疼痛,减少全身镇痛药物的用量。

表 16.2 PASDS 评分

生命体征	
生命体征必须平稳且与年龄相符，以及与术前基线水平一致	
血压和脉搏波动幅度低于术前的 20%	2
血压和脉搏波动幅度为术前的 20%~40%	1
血压和脉搏波动幅度大于术前的 40%	0
活动水平	
患者活动能力必须达到术前水平	
步态稳定，无眩晕或达到术前水平	2
需要协助行走	1
无法行走	0
恶心呕吐	
患者出院前应当仅有轻微恶心呕吐症状	
轻度：可用口服药物控制的恶心呕吐	2
中度：可用肌内注射药物控制的恶心呕吐	1
重度：重复治疗后恶心呕吐症状仍然存在	0
疼痛	
患者出院前应当无疼痛或仅有轻微疼痛	
疼痛程度患者可接受	
口服镇痛药物即可控制疼痛	
疼痛的部位、性质和强度应当符合术后不适的预期	
接受程度	
• 可以耐受	2
• 不可耐受	1
手术出血	
术后出血应当与整个手术过程预期出血量一致	
少量出血：不需要更换敷料	2
中等出血：需要更换 2 块敷料	1
重度出血：需要更换 3 块以上敷料	0

满分为 10 分，患者评分≥9 分即可出院。

Chun F. Recovery pattern and home readiness after ambulatory surgery. Anesth Analg 1995;80:896-902

术后恶心呕吐

预防和积极治疗术后恶心呕吐对于日间手术诊疗尤为重要。

如上所述,使用区域阻滞、确保充足水分供应和使用多模式镇痛可减少阿片类药物的用量。类似的,使用全凭静脉麻醉,避免使用一氧化二氮和吸入麻醉药物同样可减少术后恶心呕吐的发生率。非药物疗法(如穴位按摩)同样值得尝试。

易于出现术后恶心呕吐的高危患者可预防性给予5-羟色胺拮抗剂(昂丹司琼)。患者出现术后恶心呕吐的敏感程度与许多因素相关,如女性患者、既往术后恶心呕吐病史或晕动病,以及非吸烟患者等,对于易感患者可额外使用氟哌利多和地塞米松。联合用药可达到叠加效果。

眩晕

通过确保充足的水分供应通常可避免眩晕的发生。患者禁食不应超过指南推荐的时间范围,如无禁忌应给予充足的静脉输液。

出血

患者和陪护人员应密切观察伤口敷料的情况。应当明确告知患者紧急情况下可打紧急就诊的联系电话。

16.3 日间手术后出院

当满足所有出院标准后,应当告知患者及陪护人员回家之后可能出现的各种症状。关于用药和需要紧急就诊的联系电话,应给予患者书面说明。全身麻醉或镇静术后,应告知患者24小时内不宜从事驾驶、操作机械或重脑力劳动,以及饮酒。因为患者出院后未处于医务人员的直接监护之下,所以这些要求对于日间手术尤为重要。应当设有供患者紧急联系的服务电话,患者出院后第二天应当通过电话完成随访。这些措施有助于评估患者的术后状态,提高患者满意度。

(吕云飞译 于颖群审校)

第 17 章
日间手术的疼痛管理

Dwarkadas K. Baheti

17.1 引言

一想到要做手术,患者及其家属常会感到焦虑、担心和恐惧。接下来的住院治疗中,对疼痛和麻醉的恐惧、能否从麻醉和手术中恢复、术后恶心呕吐,以及最重要的费用等事项又备受患者及其家属关注。这就是为什么日间手术在患者和医疗机构中均受欢迎的原因。

日间手术有很多优势,如快速康复、疼痛减少、早期活动、以最小的心理创伤出院,以及患者和医疗机构双赢的成本效益。此外,其还降低了院内感染、血栓栓塞现象、恶心呕吐和衰弱的风险。

多模式镇痛联合使用不同组别的镇痛药物,在不同疼痛通路水平上发挥作用,达到累加效应。因为每种药物剂量的减少,不良反应也会减少,尤其是阿片类药物。策略是使用多模式或平衡镇痛来实现减少阿片类药物的疼痛管理。疼痛刺激的来源和程度存在个体差异且因手术的不同而不同,因此多模式镇痛方法为首选。

在选择镇痛方案时,以下标准至关重要:

- 对生命功能的干扰最小或无干扰。
- 血流动力学稳定。
- 没有术后恶心呕吐。

- 没有心理干扰。
- 患者在手术结束时能够自理。

任何满足上述条件的方式都可被称为理想模式。但是,没有任何单一药物可实现这一点,因此普遍推荐多模式镇痛策略。日间手术中的疼痛管理方式可分为药物疼痛管理和介入疼痛管理。

17.2　药物疼痛管理

1. 对乙酰氨基酚

在日间手术中,对乙酰氨基酚在术前和术后均可常规使用。静脉注射 1g 对乙酰氨基酚可用于预防镇痛,患者耐受良好,虽然与非甾体抗炎药(NSAID)和环氧合酶 2(COX2)抑制剂相比其作用较弱。

2. NSAIDS 和 COX2 抑制剂

其有助于减少术后疼痛和阿片类药物需求。这些镇痛剂的短期使用是相对安全的,特别适用于日间手术。

3. NSAID 与对乙酰氨基酚联用

双氯芬酸和对乙酰氨基酚可联用。与单独用药相比,联合用药能够提供更好和更持久的镇痛效果。

4. 曲马多

这种中枢作用的 μ-受体激动剂也常用于术后镇痛。虽然其不是日间手术的首选药物,但当预计或观察到更重的术后疼痛时,可与其他镇痛药联合使用。

5. 镇痛佐剂

虽然这些药物本身不是镇痛药，但它们能增强其他镇痛药的镇痛效果。

6. 地塞米松

已知术前给予地塞米松 0.1mg/kg 除有止吐作用外，还有止痛作用。

7. 氯胺酮

虽然氯胺酮以前没有在日间手术中常规使用，但最近小剂量使用(0.15~0.5mg/kg)及与丙泊酚联合使用有所增加。氯胺酮的镇痛效能通过单次给予小剂量即可达到。在保留自主呼吸的患者中,其可作为阿片类药物的安全替代品。其对阿片类药物耐受、神经病理性疼痛或痛觉过敏的患者有额外的优势。

8. 可乐定和右美托咪定

这两种 α_2-受体激动剂具有镇静和镇痛作用,作为术前用药可减少总体麻醉药用量。目前在日间手术中的应用仅限于儿科患者,用于预防苏醒期谵妄。右美托咪定具有很高的选择性,优于可乐定。日间手术患儿于手术前 45 分钟经鼻给予 1μg/kg 右美托咪定,可减少苏醒期谵妄的发生和术后阿片类药物的需要量。

右美托咪定也可作为局部麻醉药的佐剂用于神经阻滞，可延长局部麻醉药作用时间和缩短起效时间。

9. 其他

使用加巴喷丁、普瑞巴林和静脉注射硫酸镁减少术后疼痛的研究也取得了积极的结果。它们的使用仍处于试验阶段。

17.3 介入疼痛管理方案(IPMP)

用于 IPMP 的药物是局部麻醉药,如利多卡因、布比卡因和罗哌卡因,罗哌卡因具有内在的血管收缩特性。多种药物,如可乐定、右美托咪定、肾上腺素、丁丙诺啡、芬太尼/地塞米松、碳酸氢钠、曲马多、咪达唑仑等,均曾与局部麻醉药合用进行神经阻滞,以延长术后镇痛时间。

疼痛管理方案

1. 浸润阻滞

浸润阻滞包括手术切口周围或疼痛敏感部位的局部麻醉药浸润,减少切口及损伤部位的传入冲动,也减少了疼痛敏化和继发的痛觉过敏。此外,其还可避免注射给药的风险,以及椎管内阻滞和神经干/丛阻滞中周围结构的损伤和注射相关的风险。使用环形阻滞进行手指/脚趾的手术或包皮环切术和小切口的伤口浸润通常是在监测麻醉下进行的。

2. 周围神经阻滞

常用的周围神经阻滞包括以下几种：

- 肌间沟臂丛阻滞，用于肩部或手臂手术。
- 臂丛神经阻滞，用于手臂、肘部或手部手术。
- 胸腰椎旁阻滞，用于疝修补（腹股沟疝）。
- 腰丛阻滞联合股神经、坐骨神经阻滞（3 合 1），用于下肢手术。
- 腘窝神经阻滞，用于小腿或足部手术。

3. 超声引导神经阻滞

超声引导周围神经阻滞是近年来的发展趋势。大部分周围神经阻滞（如臂丛神经阻滞、坐骨或股神经阻滞、腹横肌阻滞）均可在超声引导下进行。超声引导更精准，误穿血管的可能性更低，可以平衡术中麻醉和术后镇痛的需求。麻醉药物的用量也随之减少。如果使用得当，在许多日间手术中可取代全身麻醉。

4. 硬膜外镇痛

骶管镇痛是儿科镇痛的主要方法，如果操作得当，其镇痛质量和维持时间与局部浸润麻醉一样。

介入疼痛管理方案的应用为日间手术中多模式镇痛提供了巨大的优势。

总结

日间手术的围术期管理需要积极的疼痛管理策略。应给予患者适当的且可控的疼痛治疗，以使其能够在手术当天出院。多模式镇痛的概念已经被大众接受且应用了很长一段时间。局部麻醉药与非甾体抗炎药和阿片类药物的联合使用可有效缓解疼痛、加速恢复和早期出院。如今，又出现了“无阿片类药物”麻醉和镇痛的概念，即在特定的手术和患者中，可不用阿片类药物，或以较小剂量使用。多模式镇痛，即联合药物镇痛和介入疼痛管理方法，特别是超声引导神经阻滞，已被证明是一种特别有效的镇痛策略，因为其提供了有效的镇痛，不良反应更少，提高了医疗质量，减少了术后恶心呕吐，实现了早期出院，而且成本/效益高。

（马涛　张秦译　王维审校）

第 18 章
日间/门诊手术的医学法规问题

Dheeraj V. Mulchandani

目前,日间手术量与日俱增,日间手术已成为治疗许多临床疾病的首选方案。国际医学界对疾病的诊疗方式正在向日间模式转化,并将日间手术时间周期设定为 23 小时。日间手术的优势是明显降低发生手术后医院相关感染和并发症的风险,但是,在术后阶段,也存在一定挑战。相关人员必须谨慎评估,确保患者真正适合进行日间手术,同时适合手术后当日出院。在医疗过程中,完善的各级相关文件,以及清晰、易懂的医患沟通,是门诊或日间手术避免医疗法律纠纷的基础。阿布舍克日间手术中心由麻醉医生全面负责。目前世界各地大多数日间手术中心都是由麻醉医生领导。

患者到日间手术中心预约即为该中心责任起始点。患者需要提供姓名、年龄、性别、联系方式等细节,最好以电子形式进行记录,并且在最开始就需要提供陪同人员的详细资料。

记录患者病史可采用手写和电子输入方式,手写病历必须字迹清晰,电子病历也要保证准确,这样可避免很多医疗纠纷。病史记录完成后,患者必须进行全面的体格检查。女性患者接受男性医生检查时由女性助手陪同,触摸患者前要征得患者许可,患者脱衣服时要有隐私保护等,这些都是避免日后发生纠纷的简单措施。

体格检查完成后,应将体格检查发现情况以及既往相关病史准确记录在纸质或电子病历上。整个病历记录完成,并且检查准确无误之后,才应该考虑进行下一步工作。

医生必须以书面形式准确告知患者是否需要进行手术干预。如果只是一个简单的处方,应确保详细说明药物和通用替代药品名称(以防处方仅体现商品名),并附上使用说明,明确告知患者各种药物的作用,这样可避免患者错误使用药物。同时,要有明确的药物使用时间表和随诊安排。处方书写应采用其所在地区医疗委员会规定的格式,包括患者的姓名、年龄、性别、书写日期、药物名称、医生姓名及注册编号、诊所/机构名称和地址及联系方式。

关于告知患者术前的注意事项,医生应以手写或打印形式给出,并对其进行清晰、完整的说明。医生必须用患者最熟悉的语言向患者清晰地解释整个治疗过程。如果患者有任何疑问,要及时回答,同时要告知患者联系方式,以防患者离开医院后有其他疑问。之后,患者就可离开医院,并确保在手术当日携带所有文件返回医院,并严格按照术前注意事项的提示操作。

入院当天,患者先去接待处,提供完整病历记录,包括所有相关文件,以及手术相关所有检查结果。然后患者到住院处办理入院手续。由病房护士做常规检查,并发给患者知情同意书和术前检查单。麻醉医生必须对患者进行术前评估(如果以前没有评估),如果之前麻醉医生进行过评估但没有通过,必须再次由麻醉医生评估是否可以手术。麻醉医生评估通过后,外科医生核对术前检查单,核对无误后患者才可准备手术。麻醉医生和外科医生都必须确定手术部位和方式后,才可将患者送入手术室。

一旦患者进入手术室,所有工作必须按照医院手术室标准操作流程执行,并遵守所有相关规定。目前最新发布的手术室操作流程是巡回护士详细宣读手术名称、患者和手术相关医生的身份、所有与该手术相关的重要医学问题,以及手术部位确认。麻醉医生必须保留所有药物使用、操作程序的记录。外科医生完成手术记录,必须清晰地描述出手术时所有重要发现及手术操作。在患者身上放置或使用的任何假体或异物都必须记录在案。巡回护士和器械护士必须记录所有使用器械种类及数量。手术结束后,患者所有生命体征稳定,并由麻醉医生批准，患者才可被送回病房。

恢复室护士定期检查患者生命体征，并根据恢复室图表保存相应记录。患者生命体征直到出院都应接受严密监控。

出院时，患者必须由一名专人陪同，这名陪同人员可以是患者的亲属或其他人。出院说明及术后可能出现的相关问题说明必须交给其陪同人员。医院必须建立出院检查核对表来评估患者是否适合出院。这是日间或门诊手术的重要环节，因为只有当患者能够无任何风险或并发症出院时，该手术才能被认为是真正的日间手术病例。

外科医生有义务告知患者需要进一步治疗的疾病预警信号。由于患者需要手术当日出院，所以这些指导信息非常重要。

同患者谈话要重点说明伤口护理、处方药使用、后续治疗建议，以及并发症（包括统计学上发生概率很低，一旦发生却很严重的问题）。医院应设立患者出院后若出现问题时同医院的联系方式，以避免出现患者不知联系哪位医生的混乱情况。

降低出院风险的方法如下。

（1）要提前告知患者需有专人陪同，如果不遵守规定，可能无法进行手术。这项要求必须以书面形式记录下来。

（2）如果在治疗当天没有做好适当的准备，必须考虑其他办法，包括住院、推迟治疗时间，如果以上均不可行，可取消手术。

（3）在考虑患者出院前，需要严格遵守之前制订的出院标准。应充分考虑手术类型和复杂程度、术中或术后不良事件、出院时总体情况等影响因素。

（4）必须在出院前告知患者手术过程中遇到的困难、术后并发症的可能性、移除或置入的任何特殊装置，以及这些装置所需的护理。

（5）还需要提供手术后需要采取的所有特殊预防措施的信息（如特殊伤口护理技术–处方药的使用、随访计划等）；任何可能提示需要就医的事件，以及就医时的联系人。

（6）应清楚记录以上所有相关治疗文书。

总结

日间手术不同于常规手术，因为医疗相关责任问题主要同与患者沟通的质量和数量有关，以及这些沟通是否有记录、患者可否清楚理解及是否严格遵守。该机构的责任始于患者首次授权该机构提供治疗。世界各地许多医疗管理机构都对从事日间手术的机构提出了较高标准（NABH、ISO）。此外，每个机构/组织/中心都有责任制订并严格遵守自己的规章制度，以达到最佳治疗结果，并避免机构或其医生面临医疗法律纠纷。

（曹霞　赵薇译　丁旭　赵晶审校）

附录

附录1　术前检查表

阿布舍克日间手术中心			
手术室术前检查表			
姓名			
病案号	床号	性别	年龄
体重			
手术			
类别	是	否	备注
同意手术及麻醉			
血压			
体温			
既往病史（糖尿病、高血压、哮喘、甲状腺疾病）			
剃须			
排尿			
灌肠			

（待续）

（续表）

术前用药		
擦除指甲油		
摘除首饰		
手术部位标记		
出凝血时间/CT/过敏史		
义齿/金属材料		
隐形眼镜及眼镜		
血常规		
血糖		
葡萄糖-6-磷酸脱氢酶异常		
艾滋病		
乙肝		
丙肝		
尿常规		
心电图/超声心动图		
胸部 X 线		
医学检查是否合格		
是否有家属陪同		
麻醉医生	手术医生	手术室负责人

附录2、3、4和5：(在阿布舍克日间手术中心是1本小册子）包含知情同意书、麻醉记录、术中监护和操作记录及术后恢复和使用的材料记录。

附录2　阿布舍克日间手术中心

病案号
类别

姓名	性别	年龄
职业	电话	移动电话
联系地址		电子邮件
入院日期/时间	出院日期/时间	
诊断		
手术	麻醉方式：局部麻醉/椎管内麻醉/全身麻醉	

知情同意书

“本人知情并同意施行本人及医疗机构认为有必要施行的手术，并同意为施行手术而施行任何麻醉。我将不追究医生和医院以任何方式对手术和(或)管理过程中可能产生的任何后果。”

医生已经向我充分解释了他/她将要进行的手术的性质和麻醉，并回答了关于我的病情和手术过程的问题，解释过程令我满意。医生也解释了手术和麻醉的风险和后果，我理解这些风险，并愿意在麻醉的情况下进行手术。我以我自己的自由行动和意志同意。

我在此同意为教育目的拍摄我的照片和视频及手术过程，并明确了解这将只用于培训和进一步的医学教育，而不用于其他目的。此同意书适用于我在日间中心期间可能涉及的所有术前、术中和术后操作。我也同意在医学会议和演示中使用这些图片和视频，前提是我的身份被保护和严格保密。我不会让医生、护士、工作人员或任何其他人对由此产生的任何后果负责。

(待续)

（续表）

<table><tr><td>在本表格上签署同意表明：①我已阅读并理解本表格所提供的信息；②我的医生已向我充分解释上述手术或程序；③我有机会就相关事项提出问题；④我已经得到所有我想要的关于手术过程和麻醉的相关信息；⑤我同意在麻醉下进行手术。

患者签名
监护人签名
见证人　　　　　　　　　　　　日期</td></tr></table>

附录3　麻醉记录

姓名：　　年龄：　　性别：　　病案号：
手术医生：　　麻醉医生：　　日期：
术前气道及脊柱评估：　　手术名称：
同意书：　　是否禁食：
术前用药：　　既往麻醉药物使用、手术、家族史：
术前评估：吸烟史，饮酒史，糖尿病史，高血压病史，体重，有创监测。
消化系统疾病：　　心血管系统疾病：
呼吸系统疾病：　　中枢神经系统疾病：　　入室时间：
出室时间：
肝病史：　　肾病史：　　其他：　　过敏史：

麻醉方式：椎管内麻醉/全身麻醉：氧气–氧化亚氮–异氟烷　呼吸：自主呼吸/人工辅助通气/机械通气/肺泡最低有效浓度/面罩/鼻导管/经口/经鼻气管插管–喉罩–气管插管　型号–插入深度–困难气道

不良事件　　碱剩余　　室温

（待续）

（续表）

时间																													
血压〉〈	210																												
	190																												
脉搏·																													
	170																												
呼吸○	150																												
	130																												
开始麻醉Θ																													
	110																												
开始手术X	90																												
	70																												
结束麻醉⊕																													
	50																												
结束手术X X	30																												
	20																												
	10																												
时间					15			30			45		55		5		15			30			45		55		5		15
氧气饱和度																													
呼末二氧化碳																													
			5		15			30			45		55		5		15			30			45		55		5		15

监护：
心率/脉搏
血氧饱和度
血压
心电图
呼末二氧化
体位
眼睛保护
静脉输液位
静脉留置针

输入药物　　　总体用量

喷他佐辛　丙泊酚　维库溴铵/阿曲库铵　新斯的明　止吐药　林格液

咪达唑仑　琥珀酰胆碱　氯胺酮　阿托品　其他抗生素

手术结束状态：拔除气管插管 苏醒满意/躁动/呼吸困难/呼吸道阻塞/痉挛/呕吐/心动过缓/心动过速/疼痛

备注：

签名：

附录 4　恢复室

图表

	1/2	1/2	1/2	1/2	1/2	1/2
脉搏						
血压						
血氧饱和度						
呼吸						

意识：

疼痛 VAS 评分：0、1、2、3、4、5、6、7、8、9、10

恶心/呕吐：

头晕/出血/头痛/其他：

吸氧：

尿量：

时间：

出恢复室：

术后第一天随访：

出院前随访：

后期随访：

附录 5 手术室记录单

日常护理记录

时间	体温	脉搏	呼吸	血压	治疗及记录
8:00					
9:00					
10:00					
11:00					
12:00					
13:00					
14:00					
15:00					
16:00					
17:00					
18:00					
19:00					
20:00					
21:00					
22:00					
23:00					
24:00					

日常护理记录

姓名		床号
年龄/性别		病房

第 19 章 日间/门诊手术的潜力

Dheeraj V. Mulchandani

19.1 日间/门诊手术到底是什么

术语“日间手术”或“门诊手术”是指在同一个工作日内，让精心挑选和准备的患者进入医院进行计划的非急诊手术，并在手术后数小时内出院。“真正的”日间手术患者是那些需要完整的手术室设备的患者。日间手术病例是指在计划的非住院基础上接受了手术的患者，但仍需要设备才能进行康复。整个手术过程不需要在医院过夜。日间手术现在已成为治疗许多临床疾病的常规方法。

在过去的几年中，日间手术的数量一直在上升。日间手术曾经属于小手术的领域，现在已经适应了几乎所有的专业，从普通外科到骨科、妇科、整形外科，以及耳鼻喉科和眼科。

随着越来越多的专业人员从业于日间手术和门诊手术中心，这一特定行业的增长潜力目前达到顶峰。在世界各地，门诊中心和外科医生变得越来越有组织性，国际日间手术协会(IAAS)正在引领行业走向一个具有良好组织基础的道路。世界上几乎每个国家都成立了许多本地化的日间医疗机构(如印度日间外科医生协会)，IAAS 作为其母机构，促进和宣传日间手术中心朝着经济高效的医疗保健的方向前进。

19.2 历史

最早的日间手术可追溯到1903年，当时格拉斯哥的外科医生James Nicoll为儿童进行了近9000次门诊手术。1912年，来自美国艾奥瓦州的Ralphwaters博士描述了一个“市中心的麻醉诊所”，他在那里为小型门诊手术进行麻醉。1960年，建立了第一个基于医院的门诊手术室。显然，日间手术这一概念已经存在很长时间了。直到现在，我们才开始意识到它的全部潜力。在过去的几年里，日间手术的概念在全世界已经达到了前所未有的高度。

以下是日间手术机构中使用的术语列表(表19.1)。

表19.1 IAAS日间手术术语

术语	同义词和定义
日间手术(DS)	门诊手术(AS)、当天手术、仅限白天
日间手术中心(DSC)	门诊手术中心(ASC)、日间手术室(DSU)、门诊手术室、日间诊所
延长恢复期	为优化门诊手术患者的管理而设计的中心或设施机构 23小时，过夜，一个晚上 出院前需要过夜的治疗
短期停留	出院前需要住院24~72小时的治疗
门诊患者	在医院接受治疗但住院不超过24小时的患者
住院患者	入住公立或私立医院的患者，住院时间为24小时以上
基于办公室的手术/办公室手术操作	在医生的专业场所进行的操作或手术，为安全操作提供一个设计合理、设备齐全的房间
日间手术程序、门诊手术程序	非门诊或非办公室的手术或程序，患者在1个工作日内出院

Source: Toftgard C, Parmentier G. International terminology in ambulatory surgery and its worldwide practice. In: Lemos P, Jarrett P, Philip B, editors. Day surgery—development and practice.

London: International Association for Ambulatory Surgery (IAAS); 2006. p. 35-59.

国际日间手术协会(IAAS)提出的国际公认术语、缩写和定义。

19.3 日间手术发展的原因

医学、麻醉、外科技术的最新进展,以及专业的培训正在推动日间手术达到更高的水平。微创手术似乎是当今外科医生乃至患者的首选治疗方式。如今很多患者在做了一些研究后,都要求进行微创手术,即使是在常规的住院治疗情况下也是如此。随着这一理念的发展,日间外科医生已经改善了他们的手术方法,以适应患者对微创手术的需求。这样做,患者达到了手术预期;同时,医生通过使用先进的技术和机器,可在手术时尽量少地破坏组织,从而加快患者的恢复,让患者可更早返回家庭和工作岗位,实现了医生和患者的共赢。在这方面,麻醉学领域的进展是非常重要的,如果没有这些进展,这一切都无法实现。多模式镇痛技术的使用以及快速完全的诱导和逆转苏醒,使患者无须在医院过夜即可安全出院。局部麻醉技术和神经阻滞使麻醉医生可使用最低限度的镇静麻醉,而达到相同的效果。最后,患者的认知和信息宣传能够进一步激发外科医生对日间手术中心的信心。

19.4 日间手术对未来的好处

日间手术是未来发展的方向。其优点包括节省时间、金钱和人力等。其是由经过专业训练的日间外科医生在专业的日间麻醉医生的指导下提供的高质量的手术,为增加手术周转率、人力和基础设施的有效利用提供了动力。手术床位周转率增加,减少了手术等待时间,促进了积极的医疗决策,同时,这在经济上也切实可行,从而直接惠及患者。日间手术减少了医院感染和交叉感染的风险。与传统病房相比,单独的日间中心或病房为患者提供更加个性化的关注。一般来说,精心挑选的患者在日间中心术后并发症的发生率要低得多。据估计,一次真正的日间手术可以将治愈疾病的医疗费用降低30%。同时医院病床占有量也将减少约30%。所以更快的周转率将为政府财政节省医疗成本。

19.5 是否真的需要日间手术

除了节省手术成本和时间外，日间手术的一个无形的优势是患者的依从性。当今的生活方式，尤其是在大都市，人们都很匆忙，不想浪费时间，人们担心住院时间长、手术费用高，崇尚快节奏的生活方式。日间手术符合患者的所有先决条件。患者很容易被日间手术费用较低、手术时间缩短及可尽早回家所吸引。在压力大的手术后，尽早回家也能使患者获得更好的术后心理恢复。在人口过多的国家和城市，周转率增加正好可减轻公立和私立部门的医疗负担。日间手术已经真正成为时下的需要。

19.6 日间/门诊手术级别

日间手术主要有3个级别。

- 单纯局部麻醉下的小手术。
- 局部麻醉下的大型日间手术，有或无镇静，或用神经阻滞和其他日间麻醉方式。
- 住院日间手术(要求入院时间不超过23小时)。

日间手术中心可以是独立的门诊中心，也可以是更大的多专科医院或机构的一部分。

独立的中心是那些只处理日间手术的中心，并且没有过夜患者入院的机构。需要注意的一点是，这些中心必须在附近有一个转诊中心，以便在需要时能够转运患者。

当日间手术中心是大型医院的一部分时，理想情况下，其应该有自己的空间和床位，以及经过专门培训的工作人员和行政人员，以使流程尽量顺畅。一个独立的入院、出院和计费柜台可让人感觉像一个真正的日间手术中心，其在接受日间手术患者的心理上起着重要作用。

必须知道，日间手术中心的成功主要取决于患者满意度，因为患者知道其不同于常规的住院治疗。患者的愉快和满意将比任何营销计划更能促进日间手术中心和日间手术的发展。

19.7　日间手术的范围

日间手术涵盖了广泛的不同专业的外科手术和麻醉技术。几乎80%的普通手术可在日间手术中心安全有效地进行。可在日间手术中心进行的手术暂定清单如下。

日间普通外科

- 疝气：腹股沟疝/上腹部疝/脐疝/切口疝。
- 鞘膜积液切除术。
- 精索静脉曲张。
- 淋巴结活检。
- 化脓性汗腺炎。
- 乳房肿块切除。
- 脂肪瘤切除。
- 皮脂腺囊肿切除。
- 睾丸固定术。
- 膀胱膨出/直肠膨出修复。
- 包皮环切术。
- 输精管切除术。
- 静脉曲张结扎/注射。
- 鸡眼切除术。
- 指甲切除术。
- 耳小叶修复。
- 肌肉/神经活检。
- 黏膜/皮肤活检。
- CLW 缝合。

- 脓肿切开和引流。
- 阑尾切除术(腔镜/开放)。
- 痔疮。
–痔疮切除术。
–硬化疗法。
–冷冻手术。
–红外凝固。
–痔疮的吻合器切除。
–瘘管切除术。
–肛裂切除术。
–肛门扩张。
–脓肿引流术。
–疣切除术。
- 腹腔镜胆囊切除术。
- 腹腔镜抗反流手术。
- 皮肤赘物切除术。
- 隐窝切除术。
- 直肠活检术。
- 藏毛窦切除术。
- 腹部整形术。
- 乳腺增生切除术。
- 息肉切除术。
- 内镜手术。

日间眼科

- 白内障切除术。
- 睑板腺囊肿清除术。
- 结膜修复术。
- 睑外翻修复术。
- 睑内翻修补术。

- 眼球摘除术。
- 泪道探通术。
- 乳头切除术。
- 睑板描记术。
- 异物清除术。
- 准分子激光手术。

日间耳鼻喉科

- 腺样体切除术。
- 乳突切除术。
- 鼓膜切开术/成形术。
- 扁桃体切除术。
- 鼻中隔成形术。
- 鼻黏膜下烧灼术。
- 声带活检术。
- 声带结节切除术。

日间泌尿科

- 包皮环切术。
- 膀胱镜检查。
- 鞘膜积液切除术。
- 碎石术。
- 尿道外口成形术。
- 尿道外口切开术。
- 输精管切除术。
- 扩张术。

日间整形外科

- 脂肪切除术。
- 基底细胞癌切除术。

- 上臂成形术。
- 提眉术。
- 关节囊切除术。
- 化学剥脱术。
- 乳房植入物。
- 植入物移除。
- 其他植入物。

日间妇科

- 腹腔镜囊肿切除术。
- 诊断性腹腔镜检查。
- 前庭大腺囊肿切除术。
- 宫颈锥切术。
- 宫颈扩张。
- 宫颈息肉切除术。
- 阴道切开术。
- 阴道摄影术。
- 阴道镜检查。
- 诊断性刮宫。

总结

在全世界大多数发展中国家,日间手术正以飞快的速度普及。与传统手术和住院治疗相比,日间手术具有许多优势,这促使医疗行业的领导人们认可日间手术是未来的发展趋势。更大的患者接受度和依从性是其成功的关键。作为医生，我们有责任推广和宣传日间手术,使其在外科医学领域发挥真正的潜力。

(池叶楠译　董锡臣审校)

第 20 章
先驱日间手术中心的数据

M. M. Begani

20.1 经验

阿布舍克日间手术中心和医学研究中心是一个专门的日间手术中心，截至 2016 年已成立了 16 年。16 年间该中心已完成大约 15 000 例日间手术(表 20.1)。手术主要包括日间普通外科手术，如疝修补术、鞘膜积液切除术、乳房肿瘤切除术、痔疮、藏毛窦切除术、包皮环切术、阑尾切除术等。该中心最近也开始实施日间微创手术，包括腹腔镜阑尾切除术、腹腔镜胆囊切除术以及腹腔镜精索静脉曲张修复术等。

20.2 各类手术的麻醉方法

14 931 例患者在该中心接受了手术。

48.22%的患者在局部麻醉辅以镇静下进行手术。

45.58%的患者在局部麻醉下进行手术。

1.76%的患者在全身麻醉下进行手术。

4.44%的患者在区域阻滞下进行手术。

表 20.1 阿布舍克日间手术中心 16 年数据

年份	局部麻醉	局部麻醉+镇静	全身麻醉	区域阻滞	总计
2001	147	213	25	22	407
2002	205	244	20	14	483
2003	302	268	9	19	598
2004	295	329	20	12	656
2005	365	451	34	23	873
2006	419	495	15	15	944
2007	542	514	15	28	1099
2008	506	626	20	27	1179
2009	547	650	26	13	1236
2010	560	756	13	19	1348
2011	472	204	7	44	727
2012	503	293	8	93	897
2013	507	472	19	107	1105
2014	620	510	14	85	1229
2015	593	394	10	91	1088
2016	617	386	8	51	1062
16 年总计	7200	6805	263	663	14 931

总结

既往需要住院至少 24 小时的病例现在已越来越多地转变为日间手术或门诊手术处理。根据这一趋势,这些病例麻醉方式的选择也有相应的变化。以前需要全身麻醉或蛛网膜下隙麻醉的病例现在可在局部麻醉辅以监护性麻醉下实施,即仅在需要的时候给予镇静药,并根据患者情况进行滴定。与 2001 年 36%的病例采用局部麻醉相比,在 2015 年,我们采用单纯局部麻醉的病例约占 55%。由于患者完全清醒,所以其下床活动更早。此方法避免了应用全身麻醉药产生的不良反应。患者在几小时后便可以回家,这为患者节省了费用且更利于术后康复。

(陈莹译　杨宁审校)

索 引

A

阿片类药物 2

艾司洛尔 4

B

鼻部神经支配 74

鼻腔麻醉 76

丙泊酚 11

C

超声心动图 36

D

地氟烷 2,41

地塞米松 4

低钠血症 35

低氧血症 25

骶管麻醉 42

东莨菪碱 4

对乙酰氨基酚 37

多模式镇痛 10

E

恶性高热 27

耳部手术麻醉 67

F

反流性胃食管病 3

非甾体抗炎药 2

芬太尼 3

富马酸盐化合物 8

G

钙通道阻滞剂 15

个体化镇静 11

更他氯铵 8

骨质疏松症 36

过度嗜睡 31

H

琥珀酰胆碱 7

踝关节阻滞 101

活动性咳嗽 16

J

甲氧氯普胺 4

介入疼痛管理方案 112

颈浅丛神经阻滞 103

静脉局部麻醉　47
静脉血栓栓塞　21

K
抗焦虑药　37
口内麻醉方法　90
快速康复　1

L
镰状细胞病　26
罗库溴铵　8
氯胺酮　4
氯普鲁卡因　9

M
麻黄碱　4

N
黏液纤毛清除率　35

P
普鲁卡因　9
普萘洛尔　14

Q
七氟烷　2,29,41
全凭静脉麻醉　20

S
沙丁胺醇　16
神经递质　36
神经外科手术　53
神经阻滞　58
舒更葡糖　8
术后恶心呕吐　2
苏醒指数　2

T
酮咯酸　3

W
维库溴铵　8

X
吸入性肺炎　37
吸脂手术　64
哮喘　16
心脏瓣膜病　35

Y
眼部麻醉技术　80
医生质量　5
医院门诊质量　5
医院住院质量　5
异丙嗪　4
阴部神经阻滞　100
婴儿猝死综合征　26
硬膜外麻醉　42
右美托咪定　50

Z

谵妄 36
镇静水平 2
整形外科手术 61
支气管痉挛 25
直立性低血压 38
中枢神经阻滞 48
椎管内麻醉 9,20
自主神经调节功能 34
阻塞性睡眠呼吸暂停 62

其他

疼痛 VAS 评分 2

共同交流探讨
提升专业能力

智能阅读向导为您严选以下专属服务

【推荐书单】 专业好书推荐，助您精进专业知识。

【读者社群】 与书友分享阅读心得，交流专业知识与经验。

操作步骤指南

微信扫码直接使用资源，无需额外下载任何软件。如需重复使用可再扫码，或将需要多次使用的资源、工具、服务等添加到微信“收藏”功能。

扫码添加
智能阅读向导